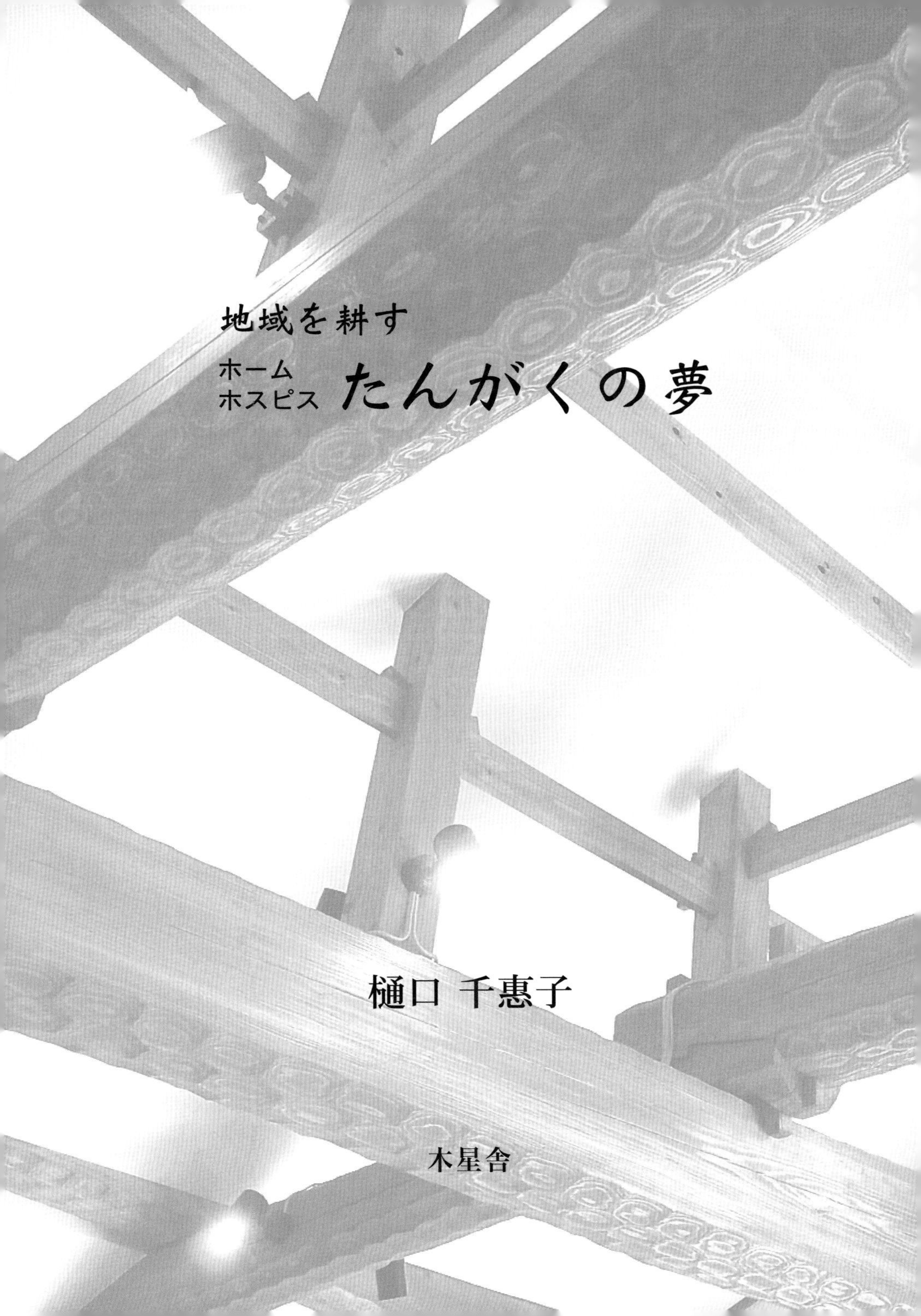

地域を耕す

ホームホスピス たんがくの夢

樋口 千恵子

木星舎

聞き書き・古野たづ子

目次

たんがく村、オープン

「かあさんの家」に出会った

たんがく村、オープン

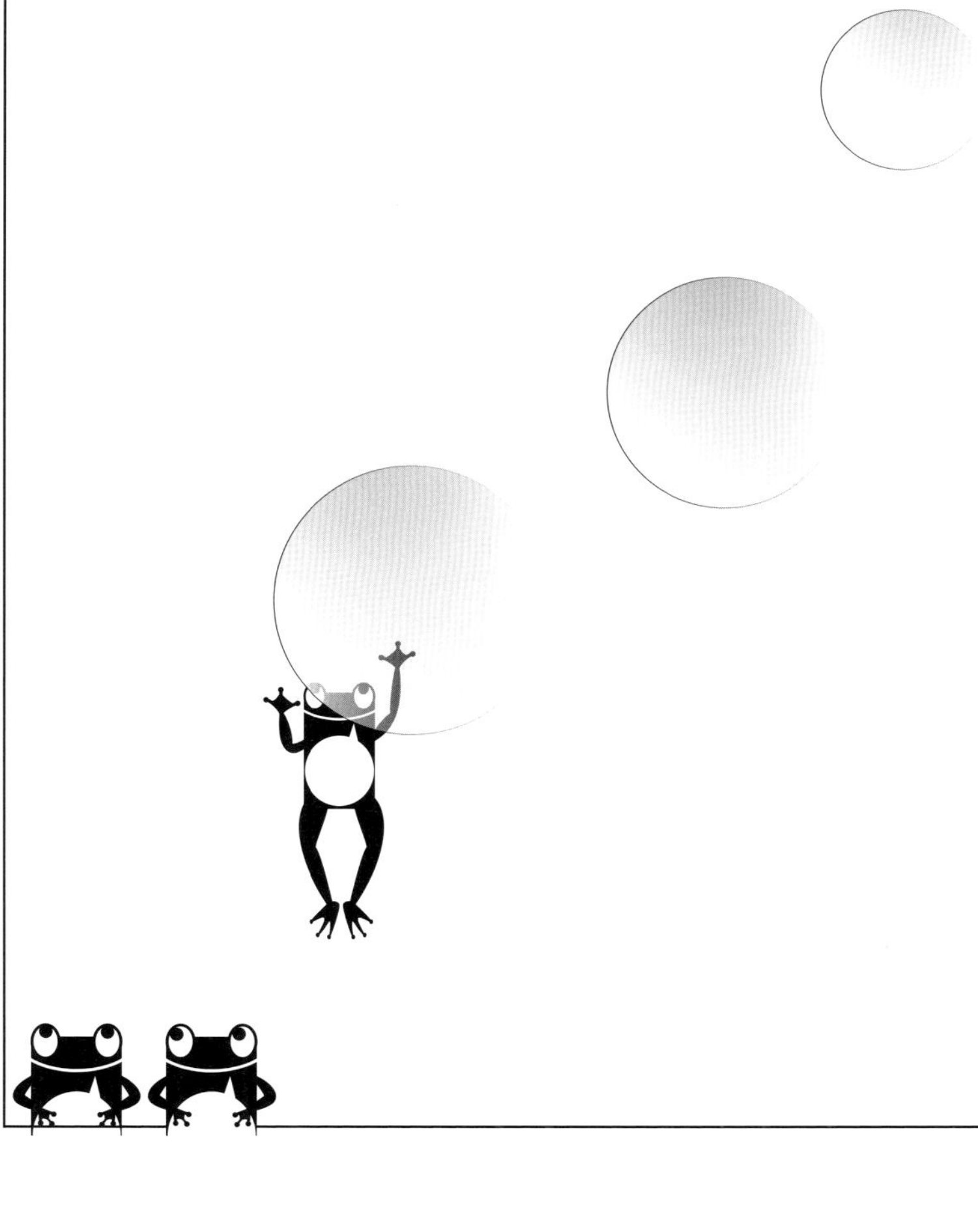

たんがく村、オープン

屋祓い

ブオーーーーーー。

ね、よかでしょう。音が大きいところは気がいいとですよ。

ブオーーーーー。

ああ、ね、よう響いとりましょ。

ボーーーーーーーー。

よう気が通りようとですよ。こっちのリビングは天井が高いからでしょうか、よう鳴りよるでしょう。

玄関もよかですね。

ああ、お手洗いも、お風呂場も。

「えっ？　はい、まだ誰も使っておりません」

お手洗いとかは、誰か使ったらもう鳴らないんだそうですよ。不思議ですね。例えば、ご神事に参加している人の家で不幸があったり、女性が月のものの最中だったりしても鳴らないんだそうですよ。不浄を嫌うんですかね。

ボーーーーー。

キッチンも大丈夫。

そう、家中こうして回っていただくんですよ。

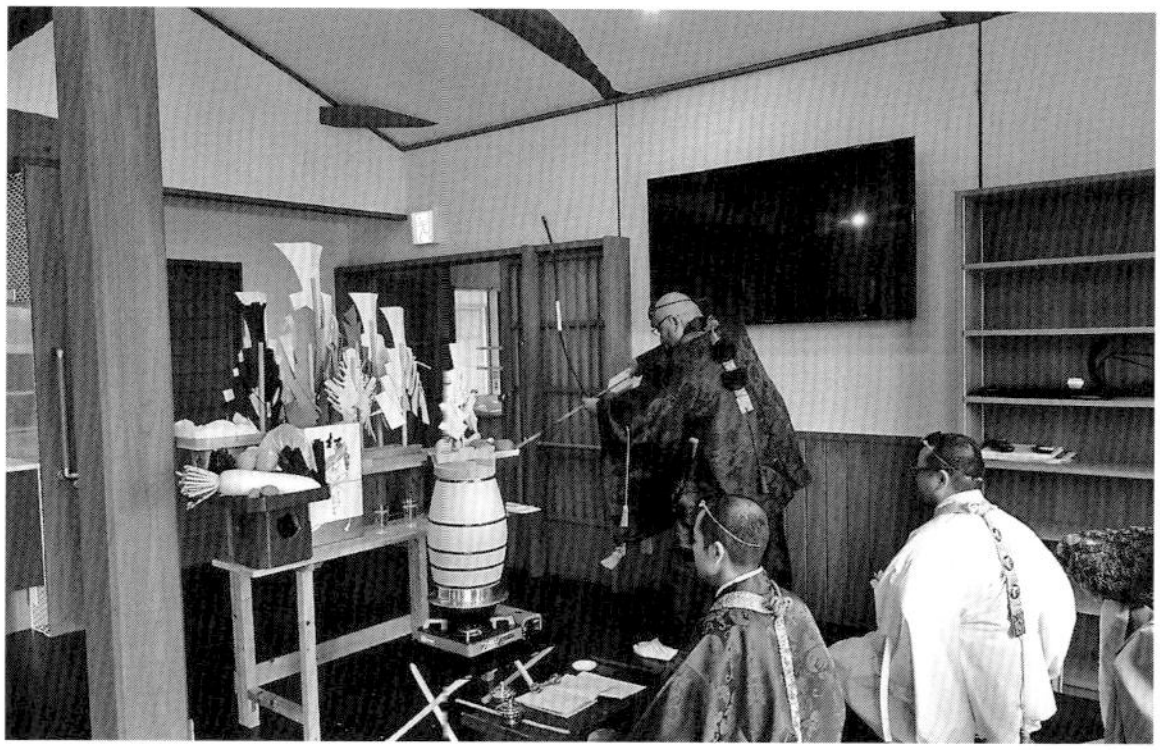
東西南北、四方に矢を射る

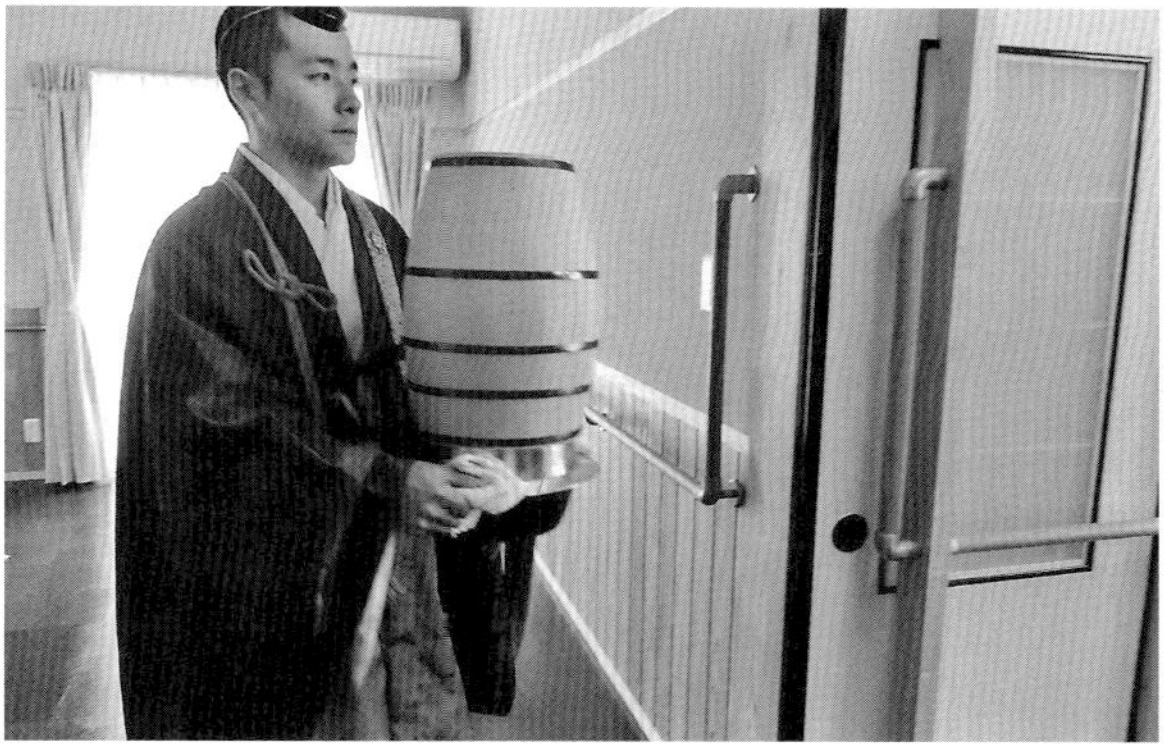
鳴動桶を抱えて各部屋をまわる

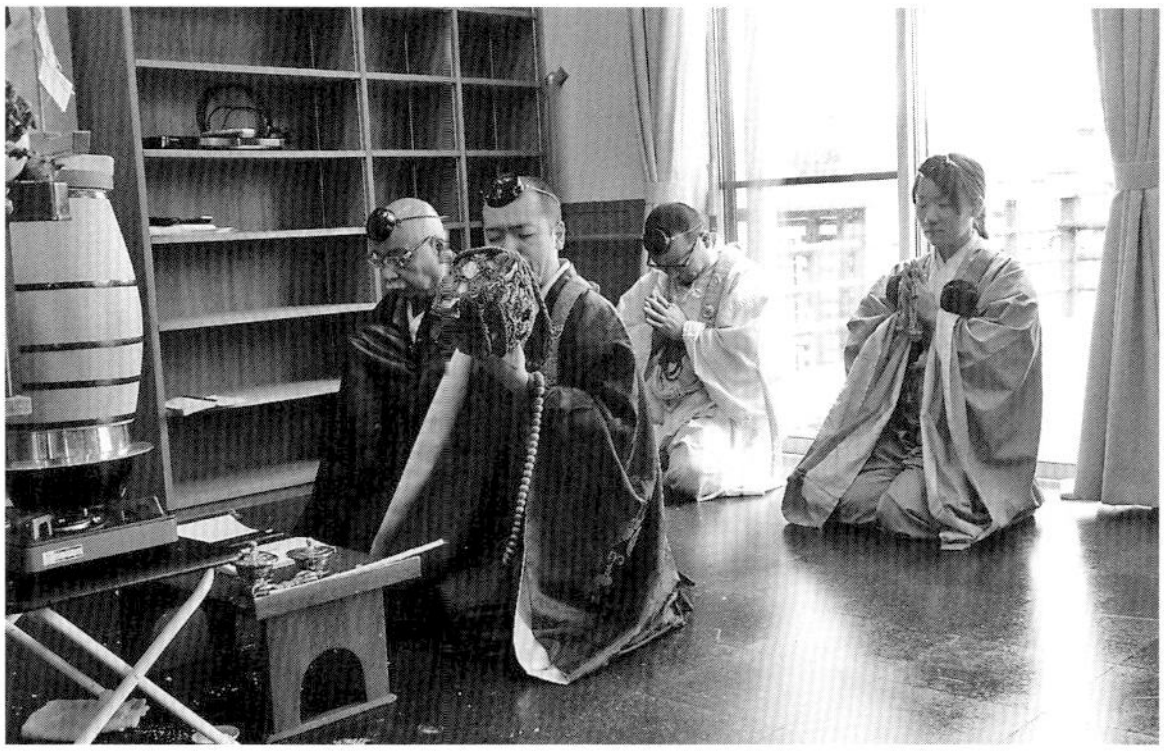
修験の装束で、法螺貝を吹き鳴らす

あれ？　あれは鳴動桶《めいどうおけ》というんだそうです。よう鳴るでしょ。

そうそう、『雨月物語《うげつものがたり》』（上田秋成著）の吉備津《きびつ》の釜の話。岡山の吉備津神社が有名ですよね。『日本書紀』にも出てくるという古い神事だそうですね。釜鳴り神事とか、鳴り護摩《ごま》とか言うらしいですよ。お米を入れよったでしょう。桶の中は蒸籠《セイロ》のごとなっとって、そこに入れて蒸気で蒸らすんですよ。食べない、食べない。おこわじゃないの。でも、お米を入れることで温度や湿度とかの関係でボーってあの音が出るらしいんですよ。誰でもできないんですよ。修行を積まれた僧侶にしかできません。

屋祓《やばら》い、あらあ、初めてですか？

そうですね、真言宗の屋祓いは珍しかですね。地鎮祭は、ふつう神主さんが来らっしゃるですもんね。こちらは真言密教ですから、ご住職や老僧、お弟子さんが修験の装束を着てなさるでしょう、法螺貝《ほらがい》を吹いて。そうそう、神仏習合《しんぶつしゅうごう》ですね。

祭壇に五色の御幣が立ってるでしょう。お神酒《みき》とお米、野菜や果物、尾頭付きの鯛、あれは神様に捧げる供物《くもつ》ですよ。供物を捧げて神様をお招きするんです。邪気を払って気を清浄にしていただくとですよ。さっき老僧が東西南北にあたる部屋に御幣《ごへい》を立てて、矢ば射よらっしゃったでしょう。

田川の香春町《かわらまち》にある大岩弘法院のご住職ですよ。今度一緒に行きましょうか。磨崖仏《まがいぶつ》がある古いお寺ですよ。

ええ、ええ、もちろん地鎮祭も来ていただいた。うちはもう最初っから、「母屋」のときからですよ。母屋は築七十年の古い家屋でしたからね、屋祓いをきちんとせないかんかった。地の神様やら水の神様、荒神様、そうそう八百万《やおよろず》の神様ですね。それぞれに事故のないように、支障のないように住人の皆さんやスタッフ、私たちとこの家を守ってくださいと祈願していただくんですよ。

本家棟　地域交流室

久留米弁

方言でしゃべってよかですか。久留米弁？　筑後弁かなあ、少し混じっとるかもしれませんね。私はネイティブ久留米だけど、主人が八女のほうだから。

いつもこのままで許してもらってます。標準語も使えるとですけど、ちゃんと使いきるとですよ、でもなーんか気持ちがついていかんと。このごろよくいろんなところに講演に呼んでいただくんですけどね、どこに行ったって久留米弁で通してもらっています。

母国語も公用語も久留米弁。どこで講演するときも、講義するときもぜーんぶ久留米弁。自信を持ってしゃべります。このあいだ、帝大生を相手に講義したときも久留米弁やった。さすがみんなお利口さんですよ。私語しよるとやら、寝とるとは一人もおらん。私はあんまり真面目そうな聴衆のときは、久留米音頭や炭坑節を替え歌にして、唄って踊るとですよ。

えー？　受けた、受けた。大受《おおう》けで、講義が終わったら、みんな列をつくって集まってくれてですね、いろいろ質問されたり、見学に行きたいとか言ってもらったり、芸能人のサイン会のごたった。

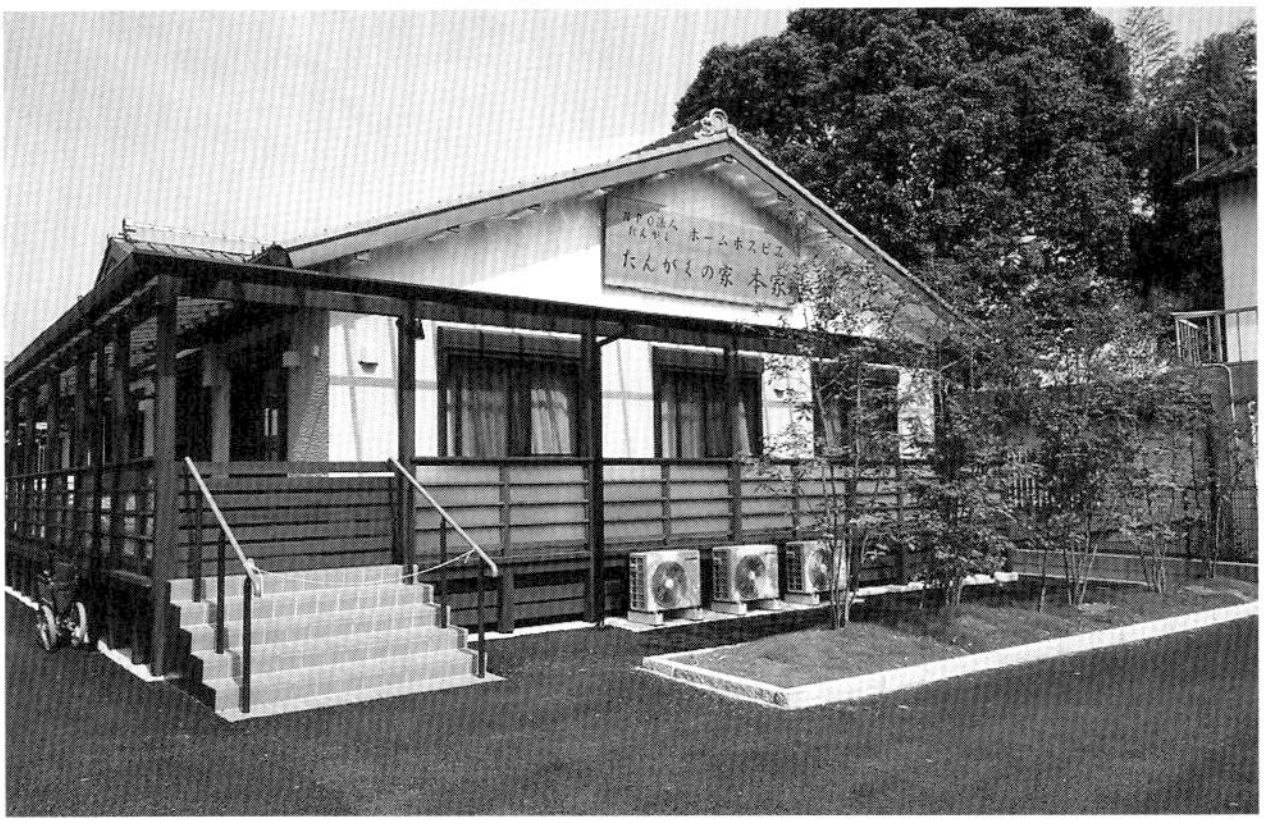

たんがく村本家棟

この前、オレンジクロスの関係で、かの東京大学の医学部講堂でお話ししたんですけどね、やっぱり久留米弁やったですよ。

地域交流室

ここが本家棟、二六四平米の平屋です。広かでしょ。

ホームホスピスは廊下を扉で仕切った向こう側、別区画にして六部屋。キッチンもリビングも別です。向こう側は、住人の皆さんの生活の場になりますから。

ここが地域交流室。地域の人たちの交流の場として広間を大きくとりました。三十四畳、広かでしょう。ここで夏祭りとかお花見とか季節の集まりを開いたり、「暮らしの保健室」も開きたいと思っています。それから「学びの館　たんがく楽館」。「学館」じゃないの。でも、ここに来る時は、「〝がっかん〟に行ってくる」とか言ったら来やすかやないですか。なんか勉強しに行くごとあるでしょ。

いろんな講座やイベントを開こうと思って、今、「たんがく村を育てる会」の人たちといろいろ考えよります。家の箪笥《たんす》に眠っとる着物で小物をこさえたり、うどんをこねたり、そば打ちを習ったり、陶芸教室をしたり、寄せ植えとか園芸教室、それからパソコン教室も開く予定。前に事務所ではじめたパソコン教室では、エンディングノートを作ったとですよ。地域にはいろいろと知恵者がおられるとですから、もったいなかでしょう、少しでも教えてもらわんと。

それから「カヘ」も開きます。「カフェ」じゃありません、「カーヘッ」。この辺のお年寄りは「カヘ」と言われますから。「カヘ」のために最初は、コーヒーメーカーを備え付けようと思うとったとですが、地域で喫茶店を開いておられた方が、それなら自分がコーヒーの淹れ方を教えようと言ってくださって、「美味しいコーヒーの淹れ方教室」も開きます。お陰で本格的なコーシーがいただけるようになりました。えっ？　コーシーよ、コーヒーじゃありません、コーシー一杯、百円。

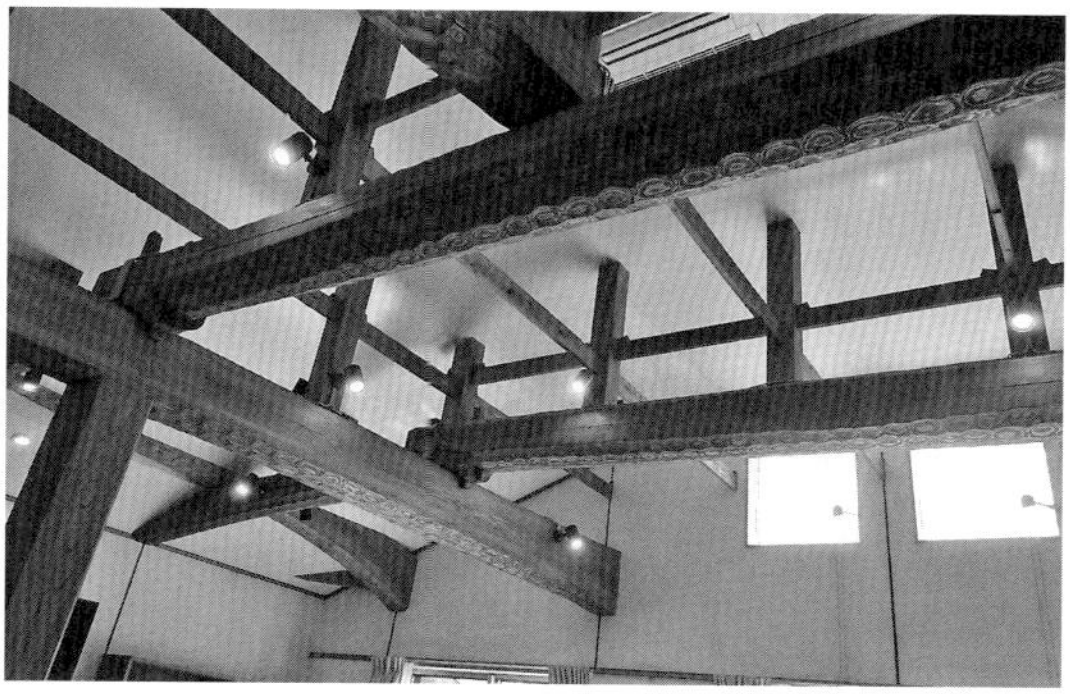
小国杉の太い梁

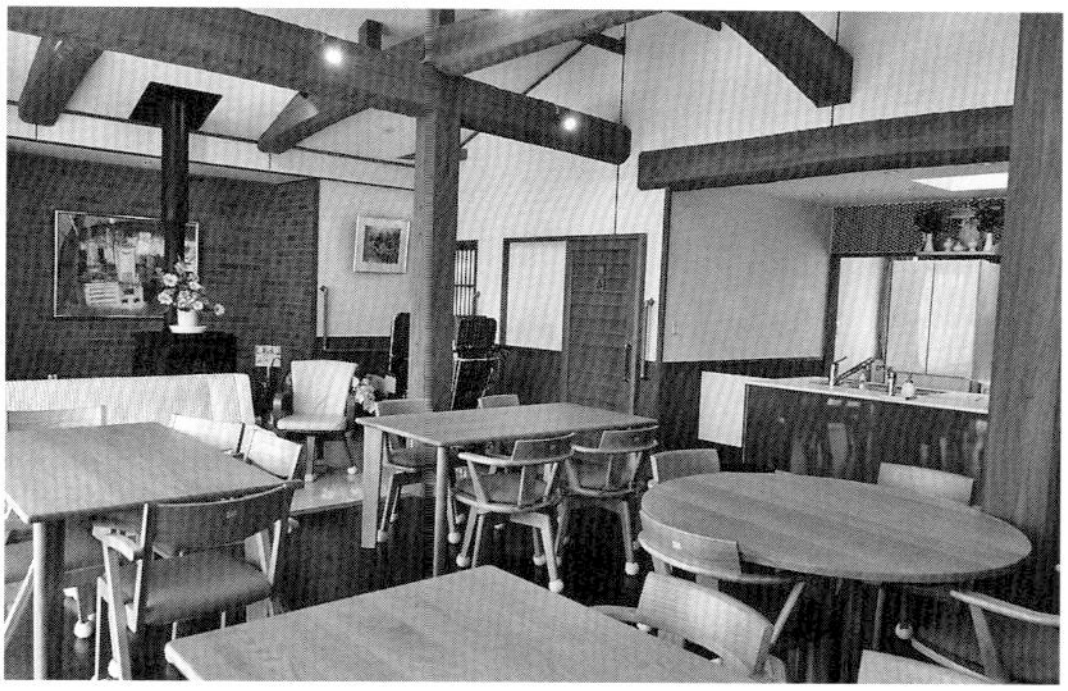
地域交流室。壁際にストーブを設えている

シラス壁とベンガラ塗の梁

この薪ストーブは、私の希望。久留米は内陸部ですから冬は結構冷えます。スウェーデン製で火力が強かけん、天井が高いこの部屋が一気に暖かくなります。これを備え付けるために、ここだけは床に大理石を敷いて、壁にレンガを張る必要がありました。でも、暖炉で赤々と燃える火には何ものにも替え難い魅力があると思うとですよ。

壁は鹿児島のシラス壁です。多孔質で臭いをとるし、空気を清浄にして殺菌脱臭効果も高い。床も蜜蝋にエゴマを混ぜたとで拭きます。化学物質が含まれとらんから安全です。うちは重症の方が多いからですね。家屋に使う材料は自然素材にこだわって、少しでも環境ホルモンの侵襲《しんしゅう》のないごとしておきたかとですよ。

天井の梁、きれかでしょう。小国《おぐに》の杉は品質の高さで有名なんですよ。小国の杉にベンガラを塗って、その上に柿渋を塗っています。

柿渋？　知らん？　柿渋はこの辺ではよう使いますけどね。久留米というよりも、八女とか黒木の辺ですね。毎年、茶摘みのころに前後して一家総出で畳をあげて大掃除。その時、柱や梁に柿渋を塗るとです。虫がつかんし、木肌に深みが出るんです。塗った時はすごい臭いがするんですよ。発酵臭独特の臭い。これが乾くと全然臭わない。昔の人の知恵でしょうねえ。

この梁を組むのに、大工さんが三人掛かりで二日かかりました。熊本城の本丸御殿の茶室をつくらっしゃった大工さん、こんなふうに組める人は、もう少なかとですよ。

地域に開く

いただきものもずいぶんあるとですよ。このアップライトピアノは、自動演奏もできるんですけどね、珍しかでしょ。美婆会《びーばーかい》のピアノの先生が「うちで使わなくなったから、たんがくで使ってください」って、いただきものですよ。壁の絵も書も本棚の本も皆さんからいただいたもの。壁の絵は月ごとに替えて、地域の人の展示場にしようかと思って。自分の絵がここに貼ってあったら、ちょっと観にいかんねってお友だちを誘って来てやらっしゃあでしょうが。みんなに来ていただける。ここを、地域の皆さんに「もう一つ、お出かけできる場所」と思ってもらいたいとですよ。今は建てたばかりでこげんピカピカですけどね、すぐに落ち着いてくると思うんですよ。ここに集う人のおしゃべりや笑い声、歌声、ときには愚痴もね、人のぬくもりと季節の彩りや風のにおいが入り混じって、ここが地域の人たちの「もう一つの居場所」としてやわらかに馴染んでいったらいいなと思って。そう、たんがくの夢ですね。

オープン？　四月の二十一日に予定しています。なんと、日本財団の笹川会長が来てくださるとですよ。式のあとでここで立食パーティばしようと思うとるんですよ。会長さんはおいしかもんば食べつけちゃろうけん、だご汁と野菜の炊いたとと、大根とか蓮根とかタケノコとかいっぱい炊いたとを出して、ぜんざいとおはぎでおもてなしをしようと思っとるとですよ。

出しものは、美婆会のミュージカル。「メデタイ、メデタイ」それから、久留米シニアクラブの「サザエしゃん物語」。偉い人は笹川さんと県議だけ。あとはみんなこの辺の方たちにいっぱい来ていただいてね。地域の人中心ですよ。

ホームホスピス「たんがくの家」

気がついたら巻き込まれとった

八〇〇坪の土地

今日はお天気がよくてよかったですね。気持ちいい、ねえ。全体で？　八〇〇坪あります。そんな、いやあ、まさかこげな広か土地を買うなんてまったく頭になかったですよ。

上村座《かんむらざ》を建てて、「お隣」を建てて、そげん時間が経っとらんでしょう。

一昨年の秋くらいやったかなあ、看板が立ったとですよ。なんとかいう施設の看板やったとですけどね、そうしたら美婆会の益子さんが、「ここによその施設が来るとはいやばい」って、「はよ買わんね」って言わっしゃるとですよ。そげん言われても、「上村座も建てたし、〝お隣〟も建てとうし、お金を借りてばっかりやけん無理です」って。そうしたら「私が買うて、あーたに貸すけん」って言われてですね。「どうしたもんじゃろうなあ」ですよ。

でも、会うたびに「はよ、どうかせんの？」「どげんするとね」って。そうこうしよったら、銀行も融資するって言ってやらっしゃったでしょうが、なんか大変ありがたいお話なんですけどね。まわりにだんだん押された感じでですねえ。ほら、私はこげん、かよわいでしょうが、ハハハ。

「地域を巻き込んで活動する」って言うけど、私はよく言うんですよ。「うちは、地域に巻き込まれて活動してる」って。

ランテックさん

ここの地主さんがランテックさん、業界では冷凍物流のパイオニア的な存在で、全国展開をする企業なんですよ。もともと九州乳業という会社をしておられたんですが、久留米市上津のここが創業の地なんだそうです。３号線沿いのこれだけ広か土地ですからね、これまでも貸してくれとか、売ってくれとかいろいろお話があったらしいですよ。でも、創業の地だから特別の思いがある。どこにでも譲る気持ちはなかったようですね。何かこの地域の役に立つところに使ってほしいと思うとらっしゃったらしいですよ。

それで、私がお話ししたら、たんがくが挑戦しようとしていることに賛同してくださって、うちにだったら譲ってもいいって言ってくださったとですよ。それから、ずーっと応援してもらってる。棟上げの時は、紅白のお饅頭を百個も持ってきてやらっしゃった。「たんがく村を育てる会」の会員にもすぐになってくださったし、寄付金として百万円もいただいたんですよ。ありがたいお話ですよね。

暮らしの力

ただねえ、今回は有料老人ホームの届け出を出さんといかんかったとですよ。悩みましたねえ、眠れんごと悩んだ。それがいっちばん悩んだ。

ホームホスピスの基本的なかたちに「ふつうの家」、「民家」があるんです。

民家を借りて、五、六人のお年寄りに一緒に住んで暮らしてもらう。そこに、介護や看護のスタッフが入ってお手伝いする。最初に箱を作って、入居者募集をする老人ホームじゃないんですよ。

あら、違いがようわからん？

さっき「母屋」を見らっしゃったでしょう？　そうでしょう、ふつうの家でしょう。皆さん、ふつうに暮らしてあったでしょう。あれで、重度の認知症やがん末期の方たちなんですよ。

そうは見えんかった？　でしょう。

ここに来て、ふつうの暮らしに戻ると、皆さん、元気になられるとですよ。病気のせいでなくしとった日常を取り戻すと、不思議なことが起こるんですよ。リカバリーされるんですよ。

病院を出たら一週間とか言われていた方が、ここに来て二、三カ月、もっと長く生きてくださる。ただ、生きてるんじゃない。たとえ一日のうち少ししか起きれんでも、一人の生活者として最後まで生きてくださるんですよ。

不思議ですよね、人の命って、器械で計測する数値だけじゃわかんない。お医者さんが、「この人が今、こうして座っとらっしゃるとがようわからん」って言われるとですよ。

ホームホスピスには暮らしがあるんですよ。

人間って、とくに高齢者や病気のある方の場合、ある程度、植物に近くなるとやないですかね。慣れた水、慣れた土から離れて他所《よそ》に移されると、しぼんだり枯れたりするとやないですかね。植物にとっての光や水のような基本的な生命維持のための環境が崩れてくる。そうしたら、どこかが傷んでくる。

だから、そうっと元に近い環境に戻してやると、本来の命の力が少しでも戻ってくるんじゃないかと思う。

それがホームホスピスのもつ暮らしの力だと思うんですよ。

でも、新築になると、有料老人ホームの届け出は必須なんですよ。そうしたら「家」とは言えなくなるんじゃないかって。

ホームホスピスの基準がわからん？

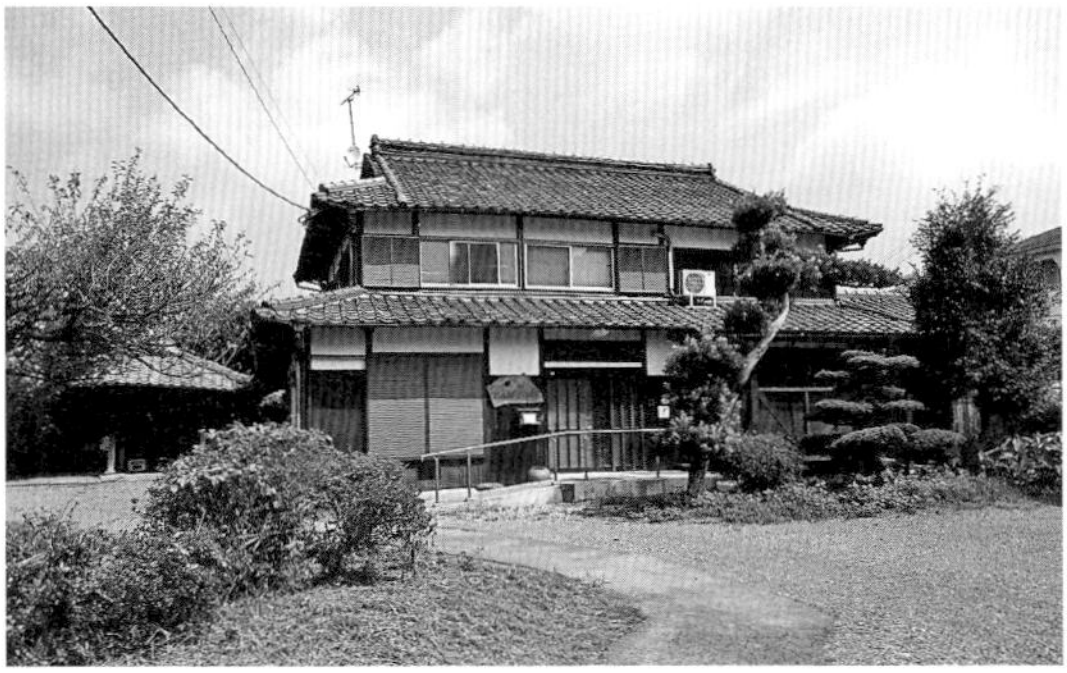
たんがくの家「母屋」

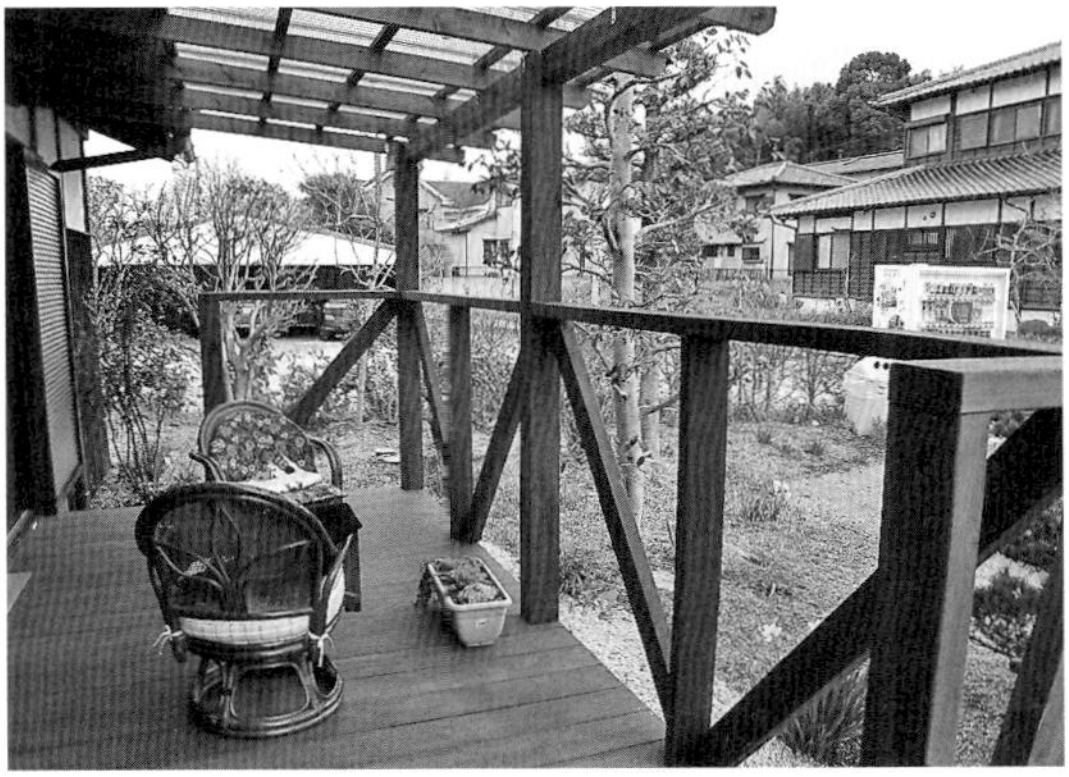
「母屋」のテラス

ホームホスピスの基準づくり

基準の話？　それはまた、長くなる。

そうそう、去年、一般社団法人となってですね、「一般社団法人　全国ホームホスピス協会」を設立したんですよ。私は設立委員の一人で、いま、社団の理事を務めています。ホームホスピス宮崎の市原美穂さんを中心に、早くから開設して運営している五つのホームホスピスの代表が推進委員となって活動してきたんですけどね、去年、社団ができるときに理事になったんです。

宮崎の「かあさんの家」、神戸の「神戸なごみの家」、尼崎の「愛逢の家」、熊本の「われもこう」そして私どもの「たんがくの家」ですよ。

それで、まだ社団になる前からこの「基準」づくりを始めたんですよ。オブザーバーに今、理事をしていただいている高齢者住宅財団の高橋紘士先生や明治大学建築学教授の園田眞理子先生、監事を務めていただいている朝日新聞の岡本峰子さんに参加してもらってですね。NPO法人メイアイヘルプユーの新津ふみ子先生にも時間をとっていただいて、レクチャーを受けました。

「メイアイヘルプユー」って？

第三者評価や研修の企画、コンサルティングをする、特定非営利活動法人なんですよ。皆さん、看護・介護・福祉の現場で先駆けとしてやってこられた方ばかりで、「福祉現場の応援」をスローガンに掲げていらっしゃる。フェアで厳しい評価をすることで有名なんですよ。ピッタリでしょう。その代表の新津先生が、わざわざ時間をとって半日レクチャーをしてくださったんですよ、二度もですよ。

いやあ、応援団がすごいんですよ。皆さん、それぞれご専門の立場からいろんなアドバイスをくださってますよ。何しろ建築法とか消防法なんて、はじめた当初、みんなそげなことまで考えてなかったですからねえ。

それから、最初から物心両面で応援してくださっているのが、日本財団ですよ。みんなどれだけお世話になっていることか。各ホームホスピスの家の改修費用はもちろん、まだ社団にもならず形もはっきりしてなかったころから、年一回開く全国ホームホスピス研修会の全面的なバックアップまで。今度のたんがくの本家棟にも多大な支援をいただいています。

ともかくすごい人たちが、このホームホスピスの運動を応援してくださっているんですよ。高橋先生がおっしゃったんですけどね、これはムーブメントだって、それを応援してくださって、その一つの成果がこの不思議な、役所感覚から言ったら不思議ですよ、「ホームホスピスの基準」ができたんです。

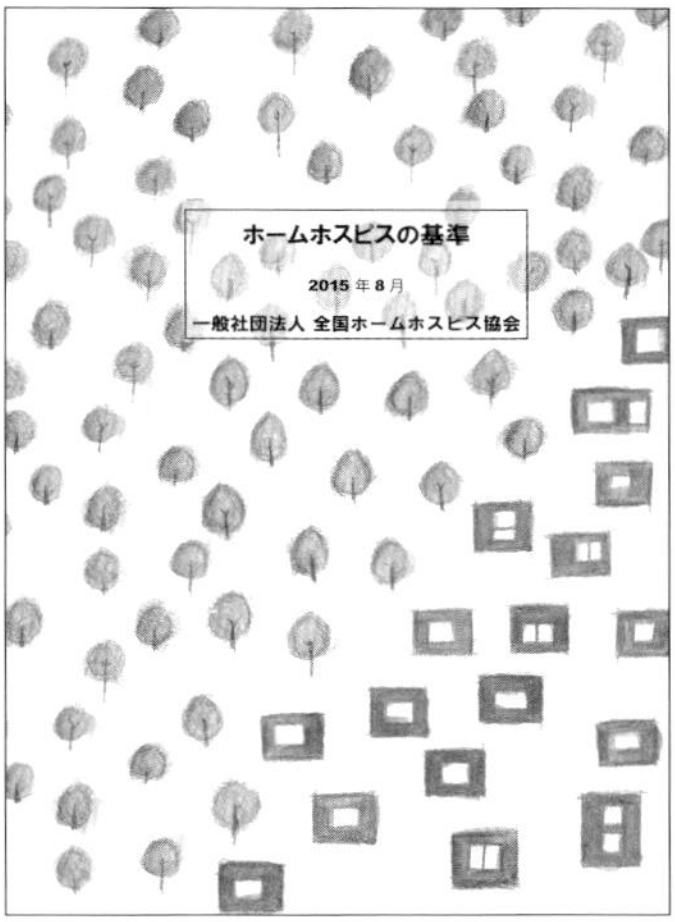

「ホームホスピスの基準」（一般社団法人 全国ホームホスピス協会）

そんな応援をいただきながら、ホームホスピス代表のオバサンたちが集まってワイワイ話し合って、何度もなんども話し合って、文言《もんごん》を練って練ってこの基準をつくったんですよ。

一つの項目ごとにみんなそれぞれの苦労があるから、すぐに話が横道に逸れるでしょう、もう大変、二年かかりましたよ、この基準を作るとにですね。でもね、浮いた言葉はここにはありません。みんな現場感覚から生まれた、血が通ったものなんです。

有料老人ホームの届け出

野の花
その基準の最初に出てくるAの部分で……、ああ、やっと話が戻ったですね。私が悩んだってところでしたね。

ホームホスピスの基準のAのところです。うちは新築ですよ。既存の住宅じゃない。「母屋」と「離れ」は既存の住宅だけど、「お隣」は新築物件ですからね、最初っから有料老人ホームですよ。

だから二重に悩んだとですよ。ホームホスピスの仲間から外れるっちゃなかろうかって。民家を借りて、家具や電化製品、食器とかをそのまま使わせてもらってはじめたのが「かあさんの家」、ホームホスピスの原点ですよ。つまり「生活の名残がある」住まいということが大事な条件ですからね。「お隣」はそこから外れるじゃないですか。

それに、うちが有料老人ホームになったら、いままで既存の住宅で、ふつうの家としてやってきたところに迷惑がかかるっちゃなかろうかって。自治体によって全然対応が違いますからね。

何が困るかって？　有料老人ホームの届け出を出すと、いろんな法律の網がかかってくるとですよ。

建築法とか消防法とかですね。

　去年、厚生労働省老健局長の名前で各自治体に「有料老人ホームの設置運営標準指導指針」が出されたとですよ。その前文に、「標準指導指針の性格」として、「有料老人ホームは民間の活力と創意工夫により高齢者の多様なニーズに応えていくことが求められるものであり、一律の規制には馴染まない面があるが……」という文言があるくらいなんですけどね。創意工夫は、一律の規制には馴染まんですよ。わかってくださってる方はわかってくださってるんですけどね。

　ホームホスピスの全国研修会は、今年で五回目になるんだけど、毎年大勢の方がみえるんです。毎年、講師陣が素晴らしいんですよ。厚労省からも偉い方がお見えになって、毎回、教育講演で話していただくんですよ。阿蘇であった第一回全国研修大会のときに挨拶してくださった今、内閣官房で（まち・ひと・しごと創生本部事務局）地方創生総括官をされてる唐沢剛さんが「生えてきた」という表現で、ホームホスピスの印象を話してくださったんですよ。無理矢理、制度内に移し変えたら枯れてしまう。それが、みんなな一んかうれしくてですね。本当にそうだもの。気持ちにぴったりあったんですよ。

　誰かにつくれって言われてつくった家は一つもないですよ。み一んな、むしろ逆境の中で、自分たちの信念で作ってきたんですよ。儲けようとか考えてできるもんじゃないんです。だから、行政から見れば、自然に生えてきた野の花ですよ。その地の土壌にあった、野生の花。無理やり庭に移し替えて、水や肥料をやってもうまくいかないんですよ。

　それでも有料老人ホームになって、一定の施設基準を守らなければいけない。

例えばスプリンクラー

私は、長く小役人をやってきたからわかるんですよ。だって、事故がありましたからね。人命に関わる事故を、行政が放っとくことは絶対にできません。特養やグループホームでひどい事故が起きたでしょう、まさに「悪貨は良貨を駆逐する」ですよ。

有料老人ホームの届け出をすると、まず、スプリンクラー設置が義務付けられる。築三、四十年もするふつうの家にですよ、スプリンクラーを取り付けれっていわれても、どげんするとですか。天井に水道管を通さんとできんですよ。初期消火のためっていいますけどね、誤作動の一つもあったら、もうその家は使えんごとなりますよ。理事会でもずいぶん話し合いましたけどね、答えは出てません。

新築だったら、最初っから覚悟して取り付けますよ。「お隣」と「本家」は全部取り付けました。でも、すでに民家を借りてホームホスピスを開いているところにそれを適応したら、もうやれんですよ。費用的にもきつい。ホームホスピスは収益事業じゃないからですね、みんなぎりぎりのところで一所懸命やっているんですよ。

例えば、そんなこと一つとっても、「はい、じゃあ、有料老人ホームの届け出をします」って、そう簡単じゃない。みんなで知恵を出していかんといけないんです。

それにね、ホームホスピスと有料老人ホームは根本的に違う、という考えもあるんです。ホームホスピスは哲学であり、ムーブメントであり、理念なんだという確固たる信念があるんです。ホスピスの本質的なところを体現しようとしているのに、有料老人ホームというのは相容れないという強固な主張も一方であるとですよ。

宮崎の市原さんのところにも相談に行きましたよ。そしたら、「まあ、仕方がないわね」と「新築物件だものね。そこそこの自治体の考え方が違うから」って。で、どうなったかって？

「たんがく村を育てる会」っていうのができたんですよ。市原さんの助言でその名前にしました。

たんがく村を育てる会

私がいろいろ悩んで、相談したりしようううちにですね、中村益子さんたちを中心に地域の皆さんが「たんがくの家が有料老人ホームになるのは、なんかおかしかばい」という話が持ちあがってきたんですよ。実際、六十五歳以下の方が七、八人もいらっしゃる。神経難病とかですね、自宅での介護がとても難しい方も入っていらっしゃる。それにうちの訪問看護ステーションは、赤ちゃんにだって訪問看護に行ってますよ。

いま四〇〇グラムくらいで生まれてきても、生きることができるんですよ。でも、往々にして障害が残る。地域には、そうしたお子さんを抱えて暮らしているママたちがいるんですよ。ママたちは生活のために働きに出ないといけない。そんな困っているお母さんから相談があれば、いつ、「たんがくの家」で赤ちゃんを受け入れるようなるかわからない。たんがくは、だれでもいつでも受け入れるということが理念ですから。

それなのに「有料老人ホーム」とついとったら「なんかおかしか。そんなら、たんがくはこの地域になくてはならない存在という既成事実ばつくっとこう」って、それで「育てる会」ができたんですよ。

益子さんに発起人になってもらって、近所の主婦とか会社員とか、地域包括支援センターの保健師さんも個人で入ってくれてですね、ランテックさんももちろん入ってくださった。いろんな職種の方が会員になってくださっていますよ。二カ月に一回、集まって「たんがく」をどう育てていくか。「たんがく」はこの地域の人たちと何をするかとかですね、みんなで考えてくださっているんですよ。「学びの館　たんがく楽館」をどう地域のために役立てていくかもそうですよ。そうそう、応援団です。

オレンジクロスってあるんですよ。一般財団法人ですけどね。「地域包括ケアシステムへの最大の貢献を目指す」として、「地域看護と家庭医療を中核とする、医療・看護・介護・予防を融合し、有機的な連携を確立し、新たな『統合型生活医療』を創造し普及する」って、むつかしいことをうたっちゃるでしょう。でも、それは、たんがくがしようとしてることにとても近い。

去年（二〇一五年）、その一般社団法人オレンジクロスが主宰して、地域包括ケアステーション厚労省開発プロジェクトが始まったとですよ。そこに参加したんです。結果、全国四十箇所が選ばれた中にうちも入ったとですよ。テーマは「たんがく村を育てる会」なんです。

たんがく村構想

「母屋」「離れ」「お隣」へ

「たんがく」の名前？　あらあ、言うとらんやったですかね。「たんがく」は、八女のほうでカエルのことを言うとですよ。「田楽」がなまったとも言われとりますけどね。ほら、田植えや刈り取りのときに田の神様をお祀りして、お百姓さんたちが笛や太鼓、ささらを打ち鳴らして歌ったり踊ったりしようところを観たことあるでしょうが、テレビとかで。知らん？　あの「田楽」。

味噌田楽？　違う違う、豆腐じゃないの。ナスじゃないって。

ホームホスピスをはじめる前に、私が入っとったＮＰＯの本拠地が八女で、「ＮＰＯ法人たんがく」って言ってたんですよ。知的障害のある子どもたちと一緒に畑を耕したりする地域活動をしていたんですけど、そのまま名前を継承して、今は、「ホームホスピス　たんがくの家」で地域を耕す活動をしよるとですよ。

いつかまた、子どもたちとまた畑づくりとかしたいですけどね。そん時は「おたまじゃくしの会」にしょうかと思って。

最初のたんがくの家が「母屋」、それからその横にあるのが「離れ」。さっき見てこらっしゃったでしょう？　築八十年の古民家ですよ。柱も梁も立派でどっしりしとったでしょう。それでもしばらく使ってなかったので、改修にはお金がかかりましたよ。一四〇〇万円。そのうち八四〇〇万は日本財団が助成してくださって、残りは久留米大学の河合先生にお借りしたお金で。

河合先生？　久留米大学看護学科の名誉教授、看護学科の初代学科長ですよ。もう亡くなられましたけどね。河合先生の話はまたあとから。河合千恵子先生と中村益子さんとの出会いは運命的やったですからね。

ともあれ、それで二〇一一（平成二十三）年の一月にホームホスピスたんがくの家第一号になる「母屋」を開設したんですけどね、すぐに部屋が足りなくなって、「離れ」を開設したのが二〇一四年。上村座《かんむらざ》の横に去年建てた「お隣」もすぐに満室になりました。こないだそこでお一人看取りましたけど、待っておられた方がすぐに入られましたからもう満室。

久留米市は病院が多いところなんですよ。久留米大学医療センター、聖マリア病院。新古賀病院、久留米総合病院とか、いわゆる急性期病院が多いんですよ。そういうところから、うちに依頼があるんです。重度の方が多いですよ、うちは。いわゆる医療ニーズの高い方が多い。末期の方とか神経難病とかふつうの介護施設では対応ができないと断られるような難しい条件の方が来られる。そういう方に優先的に入居していただくんです。

ただ、認知症だけという方も入っていただくことがありますけどね、でも、そういう条件だけならグループホームもあるでしょ。病院は出ないといけない、でも認知症で気管切開やら胃ろうやら医療ニーズが高い、いろいろ難しい条件が重なって家族が不安に思ったりして、家に帰るのも難しい。行き場をさがして困っとられる方を先にお引き受けしたいんですよ。それでも、部屋が空いてなければ、待っとってもらうしかなかったんですよ。

でも、「上村座」を建ててからはそちらに入って待っといていただけるようになって。

いえいえ、「ウエムラザ」じゃなくて「カンムラザ」。もともとこの辺りは「上《かみ》津《つ》荒《あら》木《き》村《むら》字《あざ》上村《かんむら》」という地名だったんですよ。美婆会が集まっていろんな楽しいことばしようというんで益子さんが「上村座」って名付けとらっしゃったとですよ。そのお名前を継承させていただいて、看板を揚げたんですよ。

美婆会？　ビーバー会ね。そんなに出てきた？　はいはい、先に上村座ですね。

上村座

カンタキ上村座

上村座はカンタキ。トンテキじゃない、カンタキ。カンタキは、看護小規模多機能型居宅介護の略。

お腹空いとらっしゃるとですか？　いい匂いがしてきたでしょう。うちは食事が自慢なの。あとから一緒に食べてくださいね。

そうそう、今度の介護保険改定前まで「複合型サービス」と言っとりましたね。小規模多機能型居宅介護サービスに訪問看護が入れるサービス。カンタキの「上村座」。ネーミングがよかでしょ？　歌舞伎の市村座をもじっとるとですよ。

小規模多機能型居宅介護は「通い」と「訪問」と「泊まり」を組み合わせたサービスですが、複合型になると訪問看護が入ってくるから、医療ニーズが高い方でもサービスを上手に利用したら、在宅で過ごすことができるんですよ。病院から退院してもすぐに家に帰るのは怖いからちょっと様子をみたいとか、家で介護しよってもなんかあったら心配とか、ご家族が大事な用事でどうしても二、三日留守せないかんとかですね、そんな時にうちは看護が充実してますからね、安心して利用していただけるんですよ。でも一番は、たんがくの家の待機者にここで待っといていただけるようになったことですよ。二十四時間、看護師が常駐してますからね、安心ですよ。

病院を出たら一カ月ももたないなんて言われていた方が、「ええ、（たんがくの家が）空いてない。じゃあ、そこ（上村座）で、空くまで待っとこう。間に合わんかもしれん」って言いよらっしゃったとに、ここに来て一年以上ってめずらしくないんですよ。

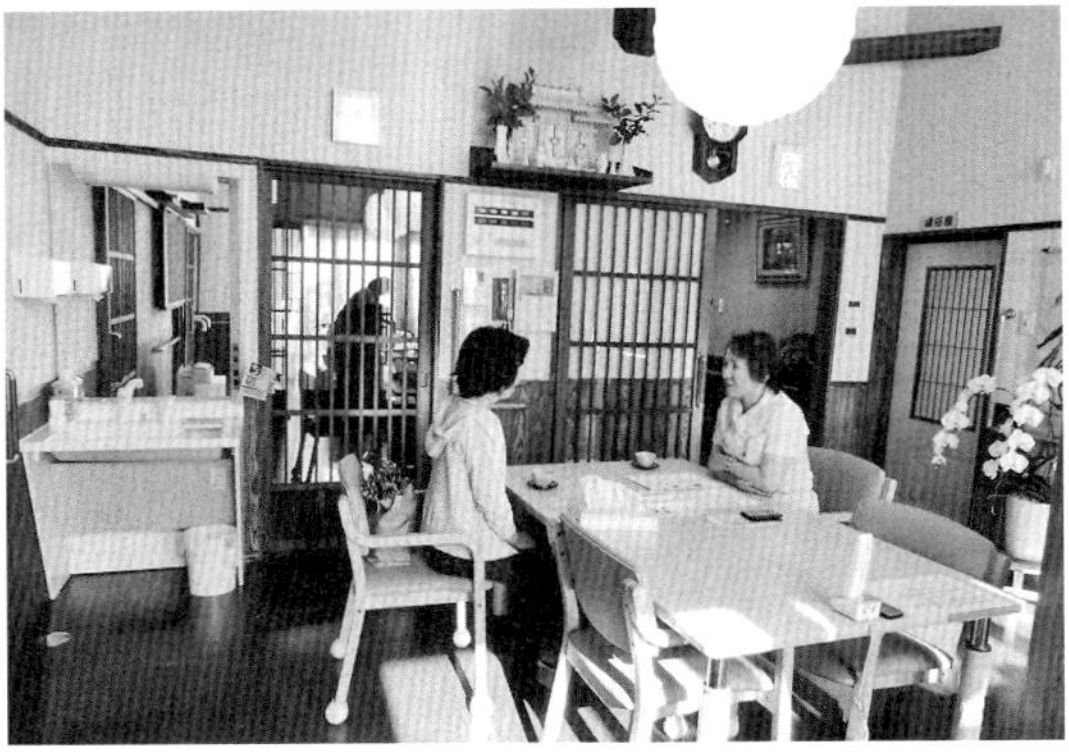
上村座のリビング。利用者の家族と話をする弓削田統括（右）

上村座の地域戦略

どうぞ、どうぞ入って。ちょっと中ば見てください。

ああ、ここは売店です。土地の人が持ってこらっしゃったお野菜を売ったりですね、お漬物とか駄菓子とか、八女茶とか売りようとですよ。

それから、この近くに高校があるとですよ。そこの高校生が、通学するとに3号線ば自転車で走るでしょ。

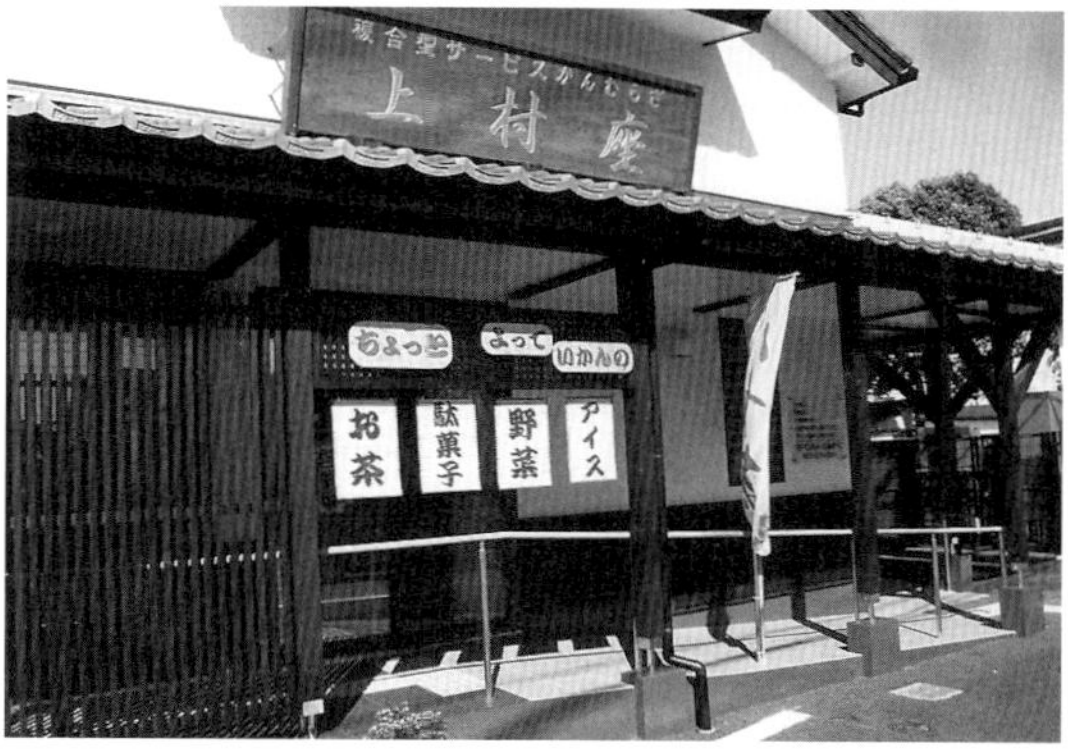

上村座の売店

上村座の前に自販機があるとですよ。だから、下校時間ごろになると、私が上村座の前に出て、アイスキャンデーで釣りよったとですよ。自販機でジュースを買いよるとばつかまえて、キャンデーばおごって「一本目はタダだから、次は友だちを連れてこんね」って。「ここはボランティアのし放題ばい」、「ちょっと、おばあちゃんたちの顔を見て挨拶していかんね」って。

でも、スタッフが「理事長、あれはやめてください。毎日、帰りの時間になると変なおばさんが3号線に出てきて、走りよう自転車を呼び止めるとじゃあんまり怪しすぎる。そのうち、学校やご近所から苦情が出るからやめてください」って止められてですねえ。

ウン？　いや、やめんかった。学校から苦情が言うてきたらいいチャンス、校長先生に会いに行って、「地域でこげんことばしよるけん、生徒さんにボランティアで来させてください」って言うつもりやった。

でも、税理士の先生から「こげな立派な冷凍庫をおいて、キャンディーを配っとったんじゃ採算がとれん」と叱られてですね、今はちょっと休止しとります。

歌舞伎小屋と平山温泉

なか、入りましょうか。すみません、失礼しますよ。

お風呂、入らっしゃった？　あらぁ、よかった。気持ちよかった？　よかったぁ。

この壁は、「本家棟」も「離れ」も「お隣」もいっしょ、シラス壁ですよ。そうそう、消臭、殺菌効果が高くて自然素材で柔らかみのある白壁でしょう。この梁？　太かでしょう。ここは益子さんが嫁入りされた古い酒屋さんやったとですよ。その梁や柱を利用しとるとですよ。天井が高いでしょう。木造平屋建てなんですよ。

そう？　歌舞伎小屋ふう？　あら、よかった。そればねらっとりました。

お泊まりの部屋も、「萬屋」、「中村屋」、「成田屋」「成駒屋」、「松島屋」ってして暖簾を垂らしたんですよ。楽しかっでしょう。

勝手に名前ば使ってからって、そのうち怒られるかもしれんと思っとったら、ランテックさんが成駒屋さんば紹介してやらっしゃってですね、「どうぞ使うてください」って言うてもらったとですよ。

成田屋の海老蔵さんは、山鹿《やまが》の八千代座の舞台に立たっしゃるでしょう。八千代座に行く時はこの前

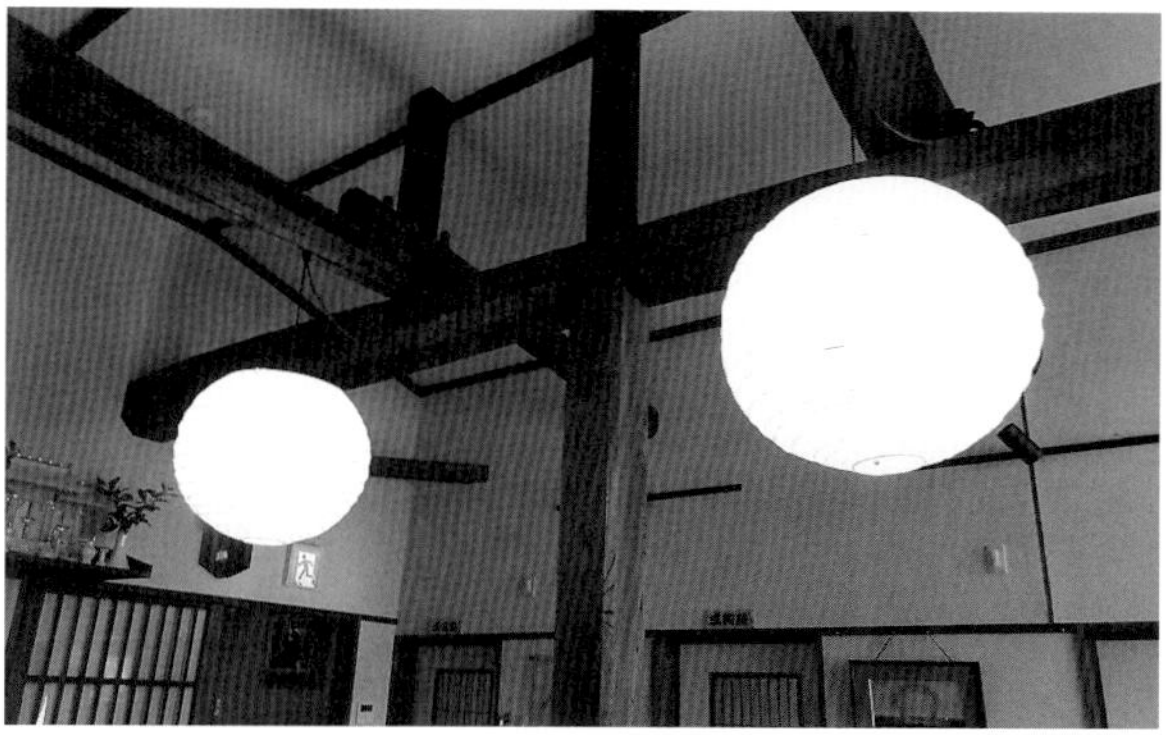
上村座の天井

の3号線を通るんですよ。いつか寄ってやらっしゃるかもしれんですよね。ハッハッハ。

お風呂も見てください。ヒノキのお風呂ですよ。お風呂にはちょっとこだわったとですよ。

重度の方になると温泉とか夢のまた夢でしょう。日本人、とくにお年寄りはお風呂好きの方が多いですよ。せめて、上村座に来た時だけは、温泉気分を味わってもらいたくてですね。風呂も壁も天井も全部ヒノキを使ったんですよ。

それから、この大きな窓。お湯に浸かって外ば見ながら、「ああ、極楽、極楽！」って思ってもらいたくてですね、外から見えんごと竹塀をして、小さな日本庭園を作ってもらったんですよ。

この近くに平山温泉があってですね、山鹿の近く。お湯がよくて、時々息抜きに行くとですけど、そこに温泉の素っていうのがあって、それば買ってきて入れたらもう立派な平山温泉ですよ。芸が細かでしょ。

たんがく村構想

お疲れさま。あとで、上村座でお昼を食べてくださいね。美味しいですよ、一緒に食べましょう。

八〇〇坪、広かですよね。こちら側にお花畑を作るとですよ。それから

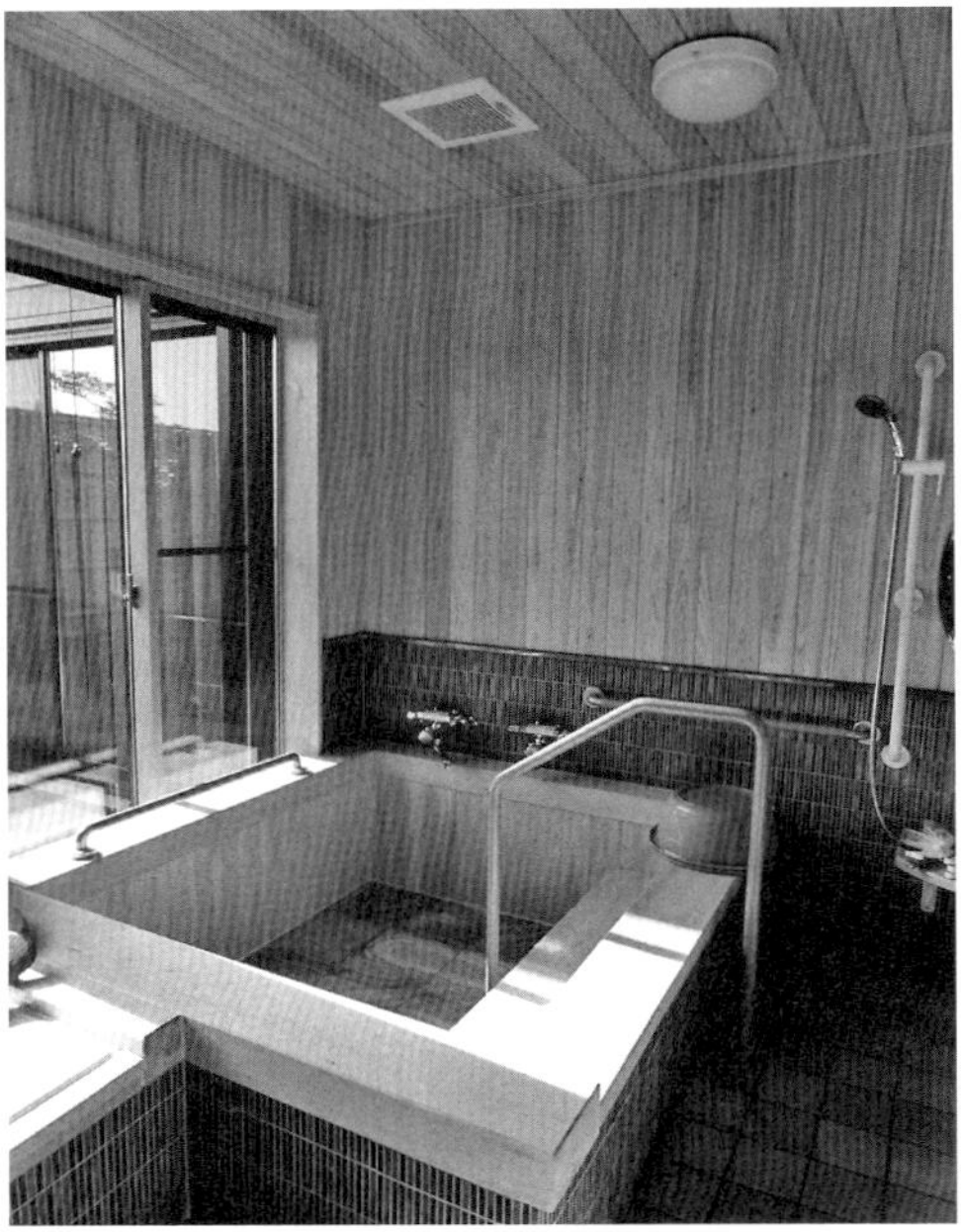
上村座の風呂

あっち側には野菜畑。芝生がやっと少し落ち着いてきましたけど、この芝生広場のそばでいずれスタッフのための保育所を開きたいと思っているんですよ。そうして、ご近所のママたちも子どもを連れて遊びに来れるようにしたいんです。それで、毎朝、お年寄りのところに「おはようございます」ってチビっ子たちがお手手をつないで、遊びに来るでしょうが。可愛かでしょうね。

これから？ 今、上村座の横に建っとるとが「お隣」でしょう。ここが本家棟で次に建てるとが「お向かい」。それから「新屋」。この辺では、分家のことをそう呼ぶんですよ。

毎年、一棟ずつ建てていこうと思って。「向こう三軒両隣」の感覚、ぜーんぶ建ったら、たんがく村ですよ。いまのところは七年計画です。

「かあさんの家」に出会った

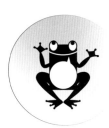

地域看護

堀川病院

さあ、どうぞ食べてください。一緒に食べましょう。食べながら話しましょ。

ねえ、美味《おい》しかでしょう。いろいろ調理の方が気をつかってくださるんですよ。ああ、それは鰆《さわら》の味噌漬けでしょ。お味がいい？　そげん言うたら調理の方が喜ばっしゃるですよ。

私は、五品用意してくださいって頼んどるとですよ。お年寄りはそげん食べきれんじゃないですか。食べきれんでいいって。とくに女の人はね、ちょこーちょこあったらすごい楽しいじゃないですか。「うわー、こげんいっぱい。うわー、食べきれーん」って思ってもらいたい。そのような思いで作ってくださいって頼んどっとです。

調理師？　いえ、彼女は介護士さん。家庭料理が上手やけん、彼女にお願いしとるとですよ。

家で？　五品？　エーー、つくらん、つくらん。外食ばっかりしよるけん太ってしまってから、ホットヨガに行こうかと思って。
ホームホスピスとの出会いでしたね。ホームホスピスは宮崎の「かあさんの家」が最初なんですよ。「かあさんの家」と出会ったことが、私の人生を変えたと言ってもいいかもしれん。こげんなってきたらですね。でも、その前に堀川があったと思う。堀川？　そう、あの京都の堀川病院ですよ。私の保健師としての原点ですね。もう一度、あんな活動がしたいってずーっと思ってた。

私は昭和大学の看護学校を出て、神奈川の県立看護教育大学校の保健学科に行って保健師になったんだけど、神奈川にいたころ、「保健婦雑誌」というのがあったんですよ。それに毎月、堀川のことが載ってた。「うわー、すごいところだなあ」って。私はともかく臨床が好きだったから、医療がバックにあって地域に出られるところで働きたかった。

でも、父はともかく「帰ってこい」の一点張りで、地元の大手企業の産業保健師に勝手に申し込んどうとですよ。仕方なしに一応受けて一次試験に合格したんだけど、私はどうしても堀川に行きたかった。だから二次試験を受けんで堀川病院に就職したんですよ。

堀川病院は日本一だと思いましたね。入職したら、一年間は寮におらんといかんかったんだけど、休日も病院のほうが面白いから遊びに行きよりましたもん。夜勤だって、人が足りなかったらすぐに呼ばれよったけど、全然苦にならんかった。

看護の実践は堀川で叩き込まれた。堀川は「畳の上で死のう」っていうのが合言葉。私がおったころも、優秀な看護師さんがいっぱいおられたですよ。当時は訪問看護ステーションもなくて、医師が往診するのがふつうの時代やった。堀川から退院した人には週三回、病院から医師が往診に行くんですよ。その間を保健師が埋める。だから毎日、堀川から誰かが行く。病室がそこにあるのと一緒なんですよ。病室が地域に。

そういうことを、介護保険が始まる前からやってた。先進的にやっていたんですよ。患者さんを病院に閉じ込めておくんじゃなくて、地域の住み慣れたところに帰して、最期はそこで過ごさせてあげようって。

入職したらまずは臨床、一番最初に病棟に配属された。私は循環器病棟でしっかり鍛えられて、それから居宅療養部に配属、そこは保健師ばっかりで十五人くらいいましたかね。そこから在宅に帰った人の家に、保健師が訪問してまわるんですよ。

でも、本当に重症者を帰しとりましたよ。気管切開している人、人工呼吸器をつないでいる人。当時のバードのレスピレーター、今、人工呼吸器ってこんなにちっちゃいけど、当時こんなかたちのこんな大きいのを持ってまわった。それでうまく自発呼吸をひらって、調整しなきゃいけなかった。

心電図計を持ってまわったりね、解析装置なんかついてませんよ。おかしいなと思ったらすぐにとってね。すぐに病院に連絡をとって、先生に来てもらう。もう野戦病院ですよ。ばりばりのプライマリー。すごかった。それだけ堀川病院って優秀でした。

二人の恩師

「おつねさん」

患者さんとの接し方、話し方を、私は病棟の経隆《つねたか》婦長に教えてもらった。

堀川病院では、入院患者さんがあったらその度にオリエンテーションあるんですよ。患者さんのアナムネ（既往歴）をとって、こちらからもいろいろ説明するでしょう。経隆婦長は、「みんな忙しいから、私がする」って言うんですよ。そして何を話しているかと思えば、「あのなあ、みんなは私のこと婦長って言うけど、患者さんにはヒメって言ってほしいんや」って、その一言で、緊張している患者さんもご家族もどっと力が抜ける。

いつも、ずーっと病棟をまわっているんですよ、自分の部屋なんかいない。病棟中まわって、皆さんと話をしてるんですよ。慢性期の人とか、肝臓の値が悪くなったとか言ってシュンとしとるですよ。そんな患者さんに、「肝機能が上がったの下がったのって。あんたな、こんなこといつまでも気にするから治らんのや。ちょっと数値が5《ご》上がったから言うて、死ぬんか」って。

そんなふうで婦長はほとんど自分の部屋にいないから、私がアナウンスで呼び出すでしょう。そしたら「ほらな、私のことさぼってると思って、いっつもこうやって井樋《いび》ちゃんが行き先を確認するんやで」って患者さんに言ってるのが、こちらにまる聞こえ。

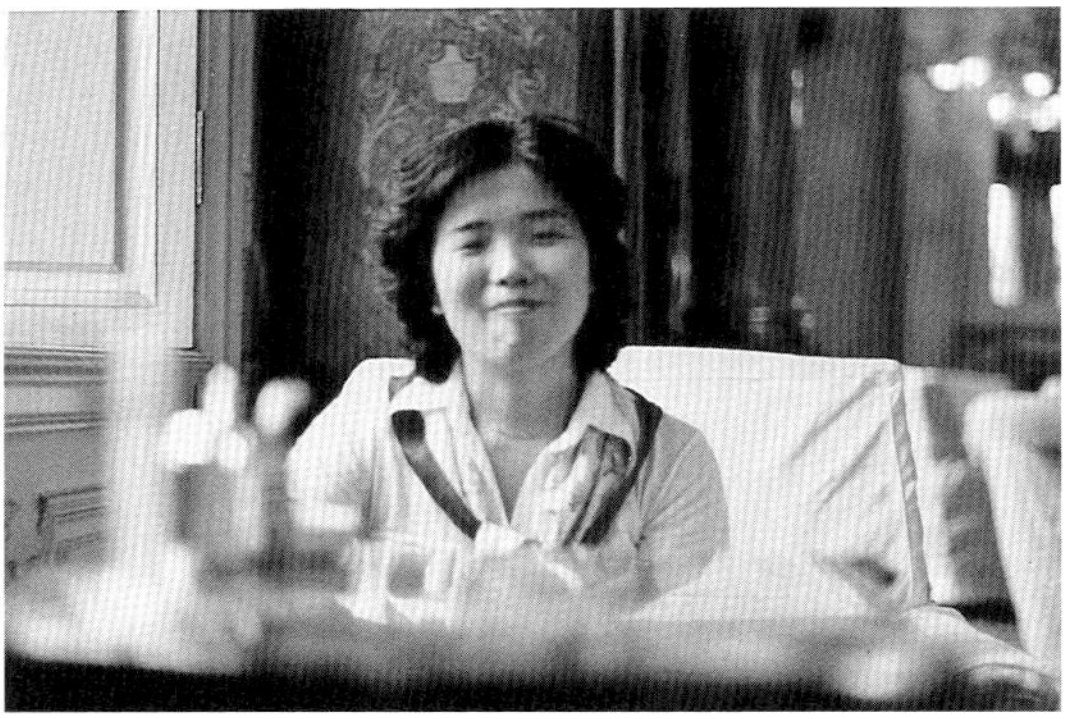
堀川病院時代

井樋？　私の旧姓。樋口の樋は一緒で一字違い。本当に素晴らしい方でしたよ。がっちり相手の心をつかむんですよ。それを学ばせてもらった。

それでね、経隆婦長は郷ひろみが好きだったんですよ。ふつう、看護婦長といったらデスクマットの下に勤務表があって、壁には看護のなんたらというのがいっぱい貼ってあるもんですよ。でも、経隆婦長の部屋はデスクマットの下も壁も郷ひろみのブロマイドばっかり。学生が実習に来るとね、「あんたなあ、郷ひろみのブロマイドもってへんか。これと替えてほしいんや」ってねだるんですよ。持っているバッグはキティちゃんのバッグでね。

みんなが「おつねさん」といって敬愛してましたけど、本当に可愛らしい方でしたよ。「ああ、こういうふうにいろんな人と話をするんだ」ってわかった。似てますよね、うちの弓削田統括と。うまーくかわして、しっかりこちらに向かせる。

経隆婦長は病棟だったから居宅療養部に行ってからは少し遠くなったけど、居宅の先輩たちがすばらしくて、それに地域に出るから患者さんたちがみんな味方じゃないですか、いろんな先生方がよくしてくれましたよ。

一光先生

京都の堀川病院と言ったら早川一光先生ですよ。

京都の町の縦横碁盤の目のような通り、そこからもっと狭い路地奥にある患者さんのお宅を訪ねるんですよ。路地は病院の廊下という堀川病院の考えですから。そして、患者さんが亡くなるときには路地奥にあるお宅で、先生はちっちゃいからベッドと壁の狭い隙間に入ってね、「なあ、おじんな、おまえもうすぐ逝くやろうから、なんか家族に言いたいことあるやろ。な、嫁に言いたいことあるやろ」って紙をもってこさせて、それに何か書けって言われるんですよ。

でも、おじいさんはもう書けないから、「よしわかった、わかった。わしが書いてやる」って。そして、「ありがとな」って書かれて、それを家族に渡される。家族は「早川先生、早川先生」ってもう神様みたいにして。幕引きがとても上手だった。早川先生は人間味あふれるすごい人でしたね。

外来の待合ロビーの一画に健康相談コーナーがあるんですよ。そこで、私たち保健師が外来の患者さんたちの相談を受けながら、見るとはなしにロビーの様子を見てるでしょう。広いロビーだからあちこちに大きな四角い柱があるんですよ。そしたら、一光先生がね、自分がもらったお菓子を、柱の陰に隠れて私たちの様子をうかがいながらね、「な、食べ、食べり」ってみんなに配って言われるんですよ。

検査で絶食の人がいるんですよ、食べちゃいかん人が。でも、早川先生からもらったから食べるでしょ。検査中止。ねえ。先生、なんてことをしてくれるんだ！　って。

カルテにはね、「今日はおじんは元気やった」とか書くんですよ。検査データを貼っておいても見ないから、私はグルグルマーカーして。そしたら「井樋ちゃん、なんか書いとるな。適当な検査やっとってくれ」って言うんですよ。仕方ないから、私が検査のオーダーを出すんですよ。お陰で私たちにデータを読む力がつく。

そして、お金のない人からはお金をとらない。事務が困るんですよ。他の病院との関係もあるから、往診はだいたい半径四キロ以内って決まっているんです。でも、一光先生に診てもらいたいっていう人がいて、遠くから依頼があるんですよ。

そうしたら一光先生は行く。「これ内緒な」って。運転手さんにも「言うたらあかんで」って言うんですよ。

人間的に磨かれましたね、このお二人に。お二人に出会えたことが、私の一生の宝ですよ。

堀川病院を辞める・・父の願い

堀川は本当に辞めたくなかった。私は堀川にずっといたかった。でも、三度も父の思いを無視しとるでしょう。

最初は、看護学校を東京に決めたこと。両親は地元の短大に行って欲しかったんですよ。そう、あのお嬢さん学校。そのままお嫁に行って欲しかったんでしょうね。でも、私は東京に行きたかった。

だから、昭和大学の高等看護学校を出たあとは早速、「帰ってこい」って言われたけど、神奈川に行ったでしょう。保健師学校は福岡も受けたんですよ。あのころは、看護学校を三年で卒業した後、もう一年、保健師学校に行かなきゃいけなかったんですよ。いまは、四年制の大学で資格が取れますけどね。で、私は神奈川の県立看護教育大学校に行きたかった。父が帰って来いというから、仕方なく受けたら両方合格。そしたら、父が勝手に福岡のほうの入学手続きをしとったんですよ。

私が神奈川のほうに行きたいんだと言うから、近所の歯医者さんの奥さんが元日赤の看護師さんだったって聞いて、「娘がこうして福岡に通ったけど、神奈川に行きたいって言いよる」って相談しに行ったそうですよ。その方が「神奈川は公衆衛生がすごい。神奈川やらなかなか通らんとばい。行かせてやらんやったら、あんた一生恨まれるばい」って言われたって、それで神奈川に行けたんですよ。

三度目が堀川病院ですよ。看護教育大学校を出たら、「今度こそ久留米に帰って来い」って言って、地元の企業の産業保健婦の職に勝手に申し込んどったでしょ。そして一次試験に合格した。「面接するから大至急帰ってください」って神奈川の実習先の小田原保健所まで電話がかかってきたんですよ。

小田原保健所の婦長さんが「井樋さん、地域に行くって言ってたよね。産業に行くの？　〇〇から電話があったわよ」って言われたから、「いやいや」って。それで父に、なんでそんな勝手なことをするんだって怒ってね。父はともかく早く久留米に帰ってきてほしかったんでしょう。

それを振り切って、京都に行ったんですよ。どうしても地域医療をやりたかったんですよ。

そんなこともあって、親の言うことも少しは聞かんといかんという思いがあって、京都に三年いて帰ってきた。結婚せないかんという気持ちも少しあった。そのときは二十五。そしてたまたま北野町が保健師を募集していたから応募したんです。ン、北野町？　福岡県御井郡北野町。久留米市のすぐお隣。

北野町の保健師

そうねえ、保健師だったから地域に対する思い、目配りは看護師と少し違うと思う。保健師は地域に入っていくことに慣れてるんですよ。堀川で学び、京都ではずっと訪問していたから、その強みはあったと思う。北野に行って、地域の方としっかり結びつくことができたとでしょうね。

私の前、北野町は保健師は十三年間いなかったから、入っても最初、保健師として何をしていいかわからんで戸惑いましたよ。でも、同じ職場にいた社会福祉協議会のヘルパーさんと仲良しになって、その人が一人暮らしの人とか地域住民のお宅を訪問していたんですよ。だから彼女と連携して一日六軒も七軒も訪問してた。

母子への支援ももちろんあったけど、寝たきり老人が多かったですよ。認知症のおばあちゃんに噛みつかれながらお風呂に入れたりね、家族が家で看たいという気持ちを支えてた。当時、介護保険なんてないころだったから、行政が直接手伝うしかなかったんですよ。

そうこうしているうちに、病院や地域の診療所の先生方とも仲良くなって、信頼関係ができるようになると、「樋口さん、北野で亡くなりたいという人がいるから一緒にみてくれませんか」とか、「床ずれのケアをやってもらえませんか」とかいろいろ頼まれるようになってきた。私が今でいうケアマネジャー的な役を引き受けて、プログラムを立てて先生や看護師さんと連携してやっとりましたね。

そのころ、北野町のがん検診の受診率が低かったんですよ。地元の医師会がこれじゃいかんって。受診率を上げようということになって、地元医師会の代表と夜ずーっと、夜間健康講座にまわったこともありましたよ。

それで、受診率がぐんと上がりましてね。住民検診が六〇％。福岡県下で五番目やった。地区によっては一〇〇パーセントのところもあった。対象者が全部受けたんですよ。その地区は、ハウス栽培農業をしているから、自分の健康が直接収入に響く。健康への関心も高くなる。だから、みんな来らっしゃったとですよ。

そんなこんなで地域包括ケア的なかたちが自然にできよったとでしょうね。ごく自然にそうしたいろいろな職種の人とのつながりができた。そうしたことができた一つは、北野町が私にとってはちょうどいい大きさやったけんですよ。

北野町は畑が多い。農業の町。久留米市が農業の生産品目では日本一だと言っているけれど、あれは北野町があるからなんですよ。

隅から隅まで歩いても東西四キロ、道に迷うこともない。南に耳納連山《みのうれんざん》が見えて。人口が一万七千くらいですすよ。保健師が三人おるから目が届く。隅から隅まで知ってました。役場の職員より私のほうが知っとりました。どことどこが知り合いとか、どことどこがエンバリ（親戚）になるとかね。

信頼も厚かった。「樋口を知らんとはもぐり」ってよう言われよったですよ。業者の皆さんと仲良しで「業者さんとの癒着がいちばん強い」って自分でも言いよりましたよ。介護用品や福祉サービスの業者さんがよく相談に来てましたもんね。役所は公のサービスを提供するところだから、どうしても融通がきかんところがありますよ。役所の決まりに引っかかって前に進めんで利用者にサービスが届けられんとか、そんな相談を受けて、「そうよねえ、どげんかならんちゃろうか」って一緒に考えよりましたよ。だから、私が席にいないときに顔を出した人は、「あれー、今日、樋口さんがおらんとー？　そんならまた来る」ってそんなふうでしたよ。

だから、介護保険が導入されると聞いたときは、北野町には「介護保険はいらん」って豪語しとりました。「私がまわりよるけん」って。ばってん、介護保険ができたのはほんとにすごいことですけどね。

北野町を離れてもう十年以上になりますけどね、今朝も早うから北野の住人から相談の電話があったとですよ。昔、お世話したことがある住民の方からですね。「どげんしたらよかと？　もう、樋口さんのおらんくなったけん困っとる！」って。

こないだは、北野町から知り合いの方たちが十数人も、「たんがくの家」を見学に来てくださったんですよ。「樋口さんはなんばしよるっちゃろうか」って。相変わらずにぎやかで、旧交を温めたですよ。

住人との絆が切れてないのは、ほんと、有難いことですよね。

三十年、行政におったんですよ。最後の五年は、久留米市に合併されたから久留米市役所におったんですけどね。そのまま大過なく、小役人で終わると思っとったですよ、本当に。ホームホスピス「かあさんの家」に出会うまでは、ですね。

ホームホスピスとの出会い

介護予防事業

北野町が久留米市と合併したのが平成十七（二〇〇五）年。職員が約八十人の町役場からいきなり職員二千人の市役所に移ったんです。そして、「長寿介護課に来い」って言われて行ったんですよ。平成十三（二〇〇一）年に介護保険が導入されたでしょう。平成十八年度に「介護予防事業」を立ち上げなければならなかったんですよ。その立ち上げと、そのための実態調査をするように言われてですね。

介護保険導入当時はサービスを浸透させる方向で使っとったとが、一八〇度転換して「予防にシフトしろ」でしょう。私は、それまでいろんな職業の人とつながっとったから、久留米で私が知ってる人たちに集まってもらって準備会を開いたんですよ。

その前に、地元の医師が「地域の健康を考える会」をしようらっしゃって、「樋口さん、見にこんですか」って言われて、時々参加させていただいてたんですよ。地域の住民が健康になるためには、自分たちは専門家として何をすればいいんだろうって考える会、勉強会で、医師や看護師ばかりじゃなくて理学療法士とか保健師とか介護福祉士とかいろんな専門家が集まっていたんですよ。

その人たちや社協（社会福祉協議会）の人や業者の人に声をかけてですね、みんなに集まってもらって、予防事業をどう立ち上げようかって一緒に考えました。

公の会議やないからですね、市役所を使うのもなんだと思って、日曜日に会議室を借りて集まりよったですよ。それを後から知った上司が、「そんな大事な会、どうして遠慮するとか」って言われて、堂々と市役所を使わせてもらうようになりましたけどね。そんなことがあって介護予防事業が立ち上がったんですよ。

そのころから少しずつ、役所の仕事以外にもボランティアとして、八女で知的障害のある子ども達と八女特産の竹を使って工芸をしたり、土に馴染もうと畑仕事をしたりしよったとですよ。そう、それがはじめの頃の「たんがく」やった。

最初はボランティアグループでやりよったんですが、あとからたんがくの理事になった方から、単にボランティアでするよりも、ＮＰＯ法人になっとったほうがいいやろうと言われて、ＮＰＯ法人たんがくが生まれたんですよ。本拠地は、だから最初は八女だったんです。

でも、私は現職中でしたからほとんど名前だけで、本腰を入れてやるのは退職後と考えとったんです。

ホームホスピス「かあさんの家」

「かあさんの家」を見にいこう

合併したとき長寿介護課の最初の上司だった方はすばらしい方で、私が堀川病院にいたことも知っておられて、私がいつも「堀川みたいな活動がやれるところがあれば、いつだって辞めてやる」って言ってたのも聞いておられたんですね。

ある日、「樋口さんがいつも言っているようなことをやっている人がいますよ。ふつうのおばちゃんが」ってレジュメを持ってきてくださったんです。

平成十九年くらいだったかなあ、第十回の介護サミットが北九州であったときに参加されて、そのレジュメを持って帰ってくださったとです。そのときのシンポジウムに市原さんが入っておられて、「かあさんの家」の話をされたんですよ。「かあさんの家　曽師」そして「霧島」は平成十六年に開設されてますから、まだ三年目を迎えたくらいですよ。それを思うと、まだまだ試行錯誤されとったころだと思いますよ。あとから知ったことですけどね。

でも、私はそのレジュメを見て飛びついた。

すぐにＮＰＯの仲間とか、介護予防事業のとき手伝ってもらった人たちに話して、「是非、見にいこう」と。みんな専門家、理学療法士や保健師、看護師なんかが七人、宮崎に行ったんですよ。レジュメをもらったその月の末には、宮崎に行ってましたね。

今ねえ、全国あちこちにホームホスピスが生まれ、去年（二〇一五年）、全国ホームホスピス協議会ができたやないですか。いろんなことを決めていかないかんから、年に六、七回は理事会やレビューテストで集まるとですよ。そこでよく話題になるのが、ホームホスピスをつくりたいといって相談に来られる方への対応の仕方。今は、日本財団からいろんなかたちで支援していただいて研修制度とかもあるんですよ。

でも、空き家が見つかったから、前からやってみたかったからっていうだけでホームホスピスを開くというとは、あまりにも安易。ホームホスピスはあくまでも市民活動なんですよ。収益事業じゃない。だから、運営しつづけるのは大変なんですよ。

だから、「一度、宮崎の〝かあさんの家〟をみてきてください」って、実際に自分の目で見て、それからもう一度相談に来てくださいって言おうって、このあいだ話し合ったことでした。実際に見たらわかるんですよ。百聞は一見にしかず、ですよ。

もちろん、ちょっと見たくらいで全部がわかるってものではないですよ。でも、本気でホームホスピスに取り組もうと考えている人だったら、見えてくるものがあると思う。

宮崎って、九州におっても遠いところやないですか。交通の便も悪いしですね。でも、そこからはじまると思うとですよ。

最期の居場所

「かあさんの家」のレジュメを見て、「これだ」と思ったのは、もう一つ理由があったんです。最近はよく話題に乗るごとありますが、二〇二五年問題。我々の先輩、「団塊の世代」が後期高齢者になったとき、看取りの場所がないんですよ。それが、長寿介護課にいるときにいろんなデータをみますからね、はっきり見えてくるとですよ。

病院のベッド数は減る、入院期間は短縮される、その当時は、がんは国民の三人に一人がかかると言われよった。今は二人に一人ですかね。高齢化がどんどん進むとにともなって、がんと認知症が増えていく。在宅の介護力は弱くなって、家族だけではかかえきれん。それなら施設といっても、今でこそ看取り加算もついて、施設も、最後までみようというところが出てきましたけどね、あの頃は「ここは病院じゃありませんから」って病気になったら、施設を出されて入院するとがふつうやった。

「どげんするとね」ですよ。絶対的なニーズがあるとに、このままじゃどうにもならん。

「かあさんの家」は看取りの家。最期の居場所ですよ。それが民間の創意で生まれた。感動しましたねぇ。

ふつうの家

「かあさんの家」を見に行って？　ウン、「これだ！」と思った。すぐ思った。これは私の看護の集大成だと思った。

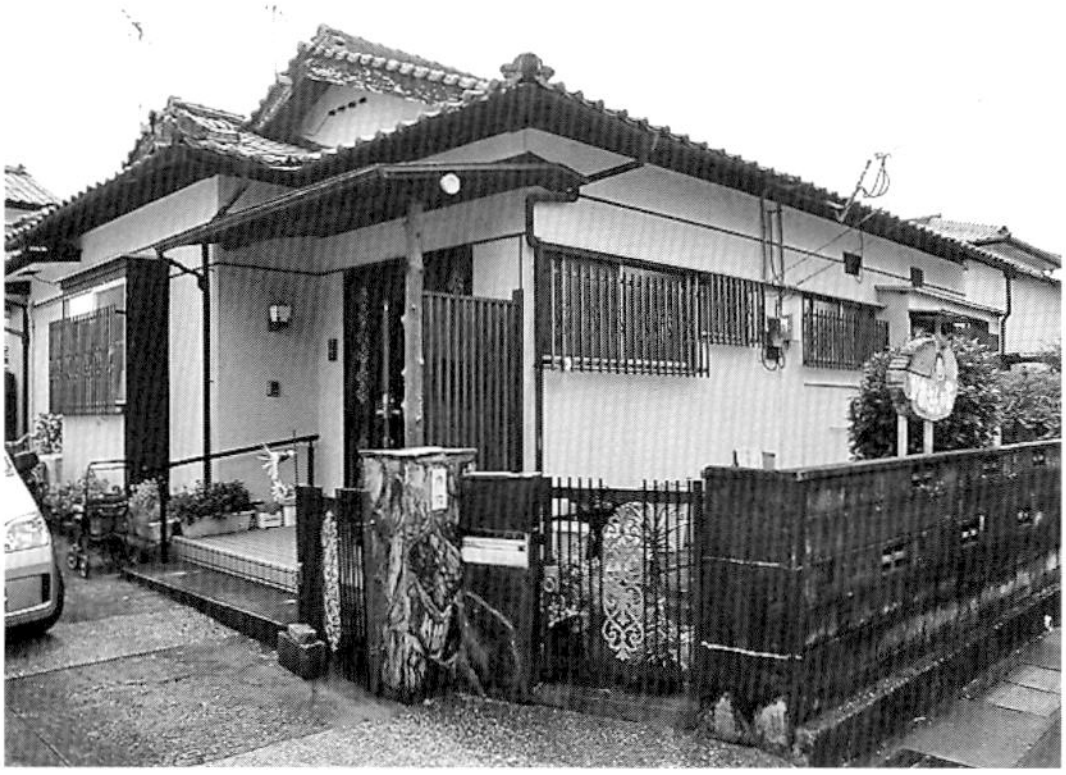
「かあさんの家　曽師」

実際見たら、ふつーの家ですよ。特別、いい家じゃない。どこにでもありそうな木造の平屋の中古の家。昭和四、五十年代に建った家ですよね。住宅街の中のふつうの一軒家ですよ。塀に立ててある「かあさんの家」という木の看板を見落としたら、通り過ぎてしまいそうな家ですよ。

その時は「かあさんの家」の一軒目「曽師」を見せていただいたんですけどね、家族四、五人で暮らすくらいの大きさの家。居室が三部屋あって、子どもの勉強部屋かなと思うような小さな洋間が一つ、八畳の部屋はご夫婦で使ってあった。リビングと台所。庭に面した広縁は、緊急でお引き受けする場合にそこにベッドを入れることもあるんだそうです。庭はちょっと広めで、洗濯物が干してあった。家の表札もその家に住んでおられた家主さんのお名前のまま……、いいなと思いました。

ちょっと前に、新聞だったか何かで「のび太くんの家」の間取りっていうのを見たことがあったんですけどね、ちょうどそんな感じですよ。のび太くんの家は二階建ですけどね。「かあさんの家　霧島」が二階建ですよね。テーブル、椅子、ベッドという生活様式が一般の家庭でも根付いて、でも、日本人の大きさ、手足の長さはひと昔前、私たちの若いころのサイズに合った家。そのくらいの大きさですよ。畳の部屋と洋間があって、入居者のお部屋の仕切りは襖。

お風呂だってトイレだってふつうの家のサイズですよ。リビングのテーブルもやっぱりふつうの家庭にある四、五人が座ってお食事をするサイズ。そこにテレビがあって、古いオルガンがあって、お年寄りがスタッフに声をかけられながら座っておられた。

そんな家で、終末期の人たちがふつうに穏やかに生活してあるのが、すごいと思いました。「ふつうの暮らし」というのが大きかった。こういう雰囲気のなかで暮らせたら、病気のこととか忘れて、生活者として毎日が過ごせるんじゃないかなと思いました。

暮らしの力

「かあさんの家」のすごいところですけどね、椅子やテーブル、電化製品も、食器や台所用品なんかも家主さんが使っておられたものをそのまま、使わせていただいているって。だから、ちょっと前にそこで営まれていた生活がそのまま生き返った感じですよ。

「曽師」はもともと大家さんが住んでおられた家で、その方が独居になり、認知症がどんどん進んでいったそうですよ。不穏な行動が増えて、施設でも病院でも持てあまされて転々として、困り果てた息子さんがホームホスピス宮崎に相談にこられたのがきっかけで、前々から構想しとったホームホスピスを開いたんだそうです。こういうことは後から知ったとですよ。

先日、淡路島にできたホームホスピス「はな　はな」が開設一年を記念して市原さんに講演してもらったんですよ。私は「はな　はな」の見学も兼ねてついて行って講演を聞いたんですけどね。開設記念だからって、「かあさんの家」開設当時のことをビデオを交えて話してくださったんですよ。大家さんのおじいさんが帰ってこられてからの様子がビデオに写っとったとですけどね、もうみるみる変わってくる、全然違うとですよ。表情が豊かになって、もうふつうのおじいちゃん。重度の認知症なんか思えませんよ。暮らしの力ですよ。家に帰って暮らし始めると、本人が生き返り、家も生き返ったとですよね。

地域住人の信頼

もう一つ、これも後からわかったんですけどね、大きなヒントが隠されていたんですよ。さっき、表札も大家さんの名前のまま、いいなと思ったと言うたでしょう。それがすごく大事なことだったんですよ。

ホームホスピスは看取りをする家です。実際は、「最期まで生きる家」ですけどね。でもね、一般の人はまだまだ「看取り」って聞いたら、縁起の悪かと思わっしゃる人が多いんですよ。「人が死ぬところげな」とか「霊柩車がしょっちゅう来るげなばい」とか、そんな施設と思ったら、なかなか受け入れてもらえんとですよ。

私は、それで本当に痛い目にあいましたけど、私ばっかりじゃない。ホームホスピスの仲間たちの中には、その辺の地域の理解や住民との折り合いに苦しい思いをした人たちが結構いますよ。

「かあさんの家」は、まず地域住民の理解を求めたそうですよ。今ならみんなそうしているし、私たちも「地域を耕すことが何より先」とホームホスピスをはじめようという人に言いますよ。でも、「かあさんの家」ははじめからそこを大事にして、公民館で説明会を開いたり、チラシを配ったりしてしっかり根回しをして始められた。それでも、嫌がる人はいたそうです。

そのとき、この表札の力が大きかったんですよ。この大家さん、そしてその息子さん、代々ここに住んで、住人の一員としてみんなが認める人物だった。長年、築いてこられた関係性がつくる信頼があったんですよ。「Uさんの家」ではじめる、それがホームホスピス「かあさんの家」の信頼につながったとですよ。だから、表札の力ですよ。

「たんがくの家」も今あるのは、地域にお住まいの方々のお陰ですよ。大家さんの信頼、美婆会の益子さんの絶大な信頼があって、今の「たんがく村」があると思います。

退　職

専門職としての不安

堀川病院で保健師として地域看護をやって、北野町で保健師として地域の人たちの健康を守ろうと走り回ってきた、私のベースは地域看護ですよ。だから、ホームホスピスと出会って、これこそ私がしたかったことだと思ったけど、私は保健師であり看護師、それに行政にいる人間ですから、「かあさんの家」の全てを良しとして、全部を真似ようとは思わなかった。

私たちが行った時、寝たきりの方が二人おられて、注入食をスタッフがやっているんですよ。びっくりしましたね。私は看護師ですから、それはできないって。もちろん、看護師さんの丁寧な指導があって、十分慎重にしていらっしゃるんですけどね。

たしかにホームホスピス「かあさんの家」では、スタッフが家族の代わりに、第二の家族としてインフォーマルにケアをするところが、システムの大きな特長なんですよ。フォーマルとインフォーマルを使い分けて、インフォーマルの部分では、家族に代わってスタッフがケアする。施設ではなく「家」ですから、それでいい。また、家族の理解も了解もとってあります。

ホームホスピスの場合、往々にしてそうなんだけど、認知症があって、医療依存度が高い方や神経難病の方とか、難しい条件が幾つも重なって、今の世の中で行き場を失った方が利用されるケースが多いんですよ。「かあさんの家」も、がん末期や神経難病など医療依存度の高い方が多い。医療連携をとても重視しており、しっかりした医療の背景があってされていることですし、十分な実績を上げてこられとります。

でも、私はそれはできない。行政にいたからとくに敏感なんですよ。何かあったとき、どうやって責任を取るんだろうと思った。だから、その部分では、看護を厚くやろうと思いましたね。日常生活は介護がしっかりみる。そして、彼らが安心して介護に専念できるように、私は医療と切り離してやっていこうと思ったんですよ。でないと、介護の負担が大きくなると思うんですよ。

だから、たんがくは医療依存度が高い人、緊急性のある人から優先的に入居してもらっていますが、看護を手厚くしています。

ホームホスピス「たんがくの家」をつくろう

私たちはどんなふうに始めようかと話しながら、すっかり感激して、すっかりやる気になって帰ってきたんですよ。

「NPO法人たんがく」には専門職の人がいっぱいおったから、看護師とか理学療法士とか介護士も、保健師もドクターもおったから、専門職でやろうということになったんですよ。でも、みんなやろうと言うけど、こんなこと中途半端にはできんでしょう。「しっかりはまってやらんと、畑いじりくらいの話じゃなかよ、遊び半分で日曜日にやることじゃなかよ、誰かがはまってせんと」って。他者《ひと》の命をお預かりして、最期までみていこうというんですからね、それ相応の気合と決意をもって始めんとできんですよ。

でも、当時の理事長もみんなもいざとなったら、そこまでは考えてなかったみたいで……。

「じゃ、よか」って、定年まであと五年あるけど、「うちは子どもたちも卒業してお金がいらなくなったけん、私が理事長になってする」っていったんですよ。足らんときは私の退職金を出せばよかけんって。

私はなんでもすぐせないかんとです。それまで思いが高まっとったとでしょうね。「これを私がせんで、誰がする!」って。

主人に相談したら、「退職金はおまえのお金やけん、好きに使えばよかやんね」って言うでしょう。子どもたちも反対しなかった。どんなことをするのか、よくわからんかったのかもしれん。だから、役所を辞めてホームホスピスを始めることに、私自身はなんの不安もなかった。

家族はみんな賛成してくれたけど、「辞めます」って言ったら、役所はびっくりですよ。上司に呼ばれて「本気で辞めるとか」って訊かれましたもん。役職は上がって行きよったし、退職後の生涯給与とか考えたら、やっぱり無謀にみえたとでしょうね。

「かあさんの家」と出会った翌年、平成二十年三月いっぱいで、三十年勤めていた役所を辞めたんですよ。

故郷　久留米

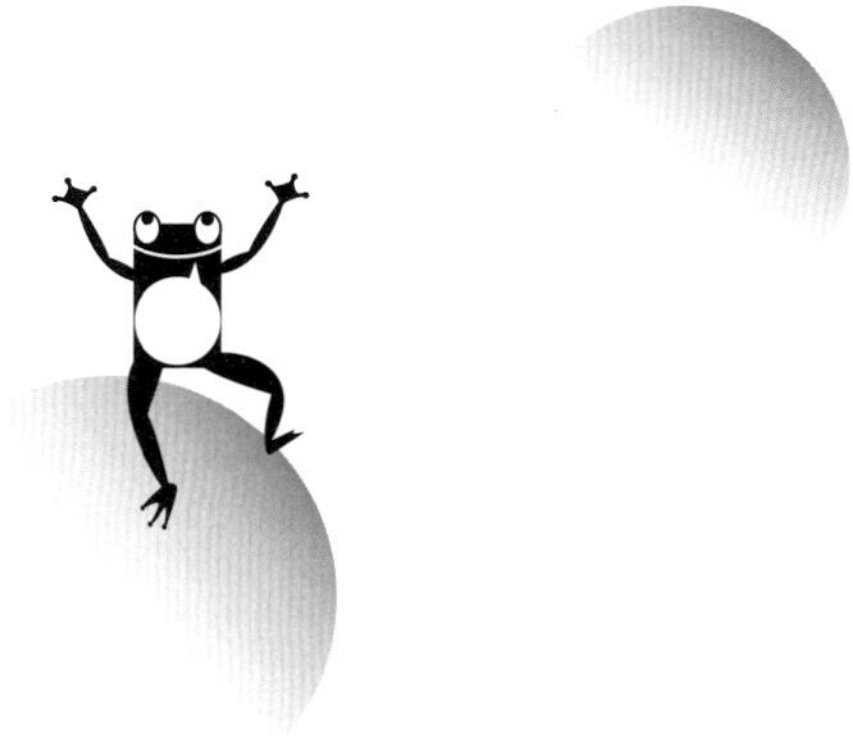

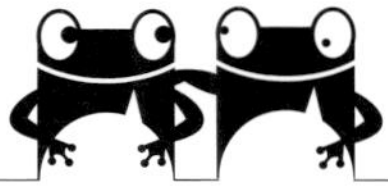

出会い

熊本地震

被　災

いやあ、びっくりしましたねえ。そっちはどげんやったですか。大丈夫？　ああ、よかったですねえ。こっち？　揺れた、揺れた。震度7くらいはあったっちゃないかな。

えっ？　5強やった？　怖かったですよ。こっちじゃ地震とかあんまりなかですもんね。

ウウン、大丈夫じゃなかった。「母屋」はヒビが入った。使えんごとなった。古い家だから梁と天井の間に亀裂ができて危なかともやけど、土埃がすごくてですねえ、上から落ちてくるとですよ。住人の皆さんには、すぐに「離れ」や「お隣」、「本家」に避難していただきました。

ああ、この前来ていただいた屋祓いが三月二十七日でしたからね。まさか地震があるとか考えてもおらんでしょう。

本家棟？　お陰様で本家棟はどげんもなかった。新築で、この地方の耐震基準の一・五倍で建てとったからですね。いやあ、本当に本家棟ができとってよかったですよ。不幸中の幸いですよ。上村座にも一時避難してもらった。

そうねえ、「母屋」もったいなかですねえ。古民家の宿命かもしれん。最初の「たんがくの家」ですからねえ。「母屋」で何人も看取らしていただいとうからですね、思いがありますよ。

本家棟の開所式でしょう？　ほんと残念やった。美婆会の出し物やら田舎の御馳走をいーっぱい考えとったとにですねえ。がっかりですよ。

延期？　ううん、延ばさん。開所式はせんで一周年記念にしょうって。まーだ、せないかんことがいっぱいですもん。

支援

熊本の「われもこう」でしょう？　ええ、すぐ行きましたよ。竹熊さん（ホームホスピスわれもこう代表）ところが心配でしたもん。最初の地震があった十四日の翌日には走って行きましたよ。

ええ、ええ、植木のインターまではわりと流れよったとですけどね、そこから先がどうにもならんかった。ものすごい大渋滞、ふつうやったら家《うち》から二時間もかからんで行きよったとが、五時間くらいはかかったと思う。

「城山薬師《じょうざんやくし》」のほうは大丈夫やったけど、「新大江」は使えんごとなった。それでも、入所者を減らしとったからよかったとですよ。竹熊さんは入所者のおばあちゃんに付き添って、避難所で一晩過ごされたとですよ。

熊本市内は西のほうはよかった。それでよかったですよぉ。城山薬師のほうは、ほんとの古民家ですもんね。田舎の古い家でしょうが。あの辺は昔から台風の通り道やけん、屋根がどっしりして重いとですよ。だから、直撃しとったらおおごとでしたよ。外れとったけんですねえ、瓦も落ちんかったし、塀にヒビも入らんかったし、大したことはなかった。昔の家は柱とか梁とかしっかりしとるけんですね。

最初の地震、十四日の地震があって、たんがくの母屋の住人を避難してもらって、十五日に様子を見に行ったときは、棚からものが落ちとったくらいでしたけどね。ちょっと安心して帰ってきたとですけど、その翌日、十六日にまた地震があったでしょ。これがいかんやった。押入れの中に入れとったもんが全部飛び出したりですね、家の中ががちゃがちゃになっとった。市内に近い新大江のほうは、それで決定的に使えんごとなったようですよ。

震度7が二回ですよ。そのあいだ、ずーっと3やら4やら5やらつづきようでしょうが。たまらんですよ。

十八日？　そう、もう一度行きましたよ。うん、うちも大変やったけど、うちは統括がおってくれるから安心ですよ。神戸からも、松本さん（松本京子さん　ホームホスピス神戸なごみの家代表）が駆けつけてですね。やっぱり阪神淡路大震災を経験しておられるから動きが早いですよ。食料品から寝袋から何から現地で迷惑をかけんごと自分の分は全部用意して、新幹線で福岡まで来てそこから車で来られたとですよ。

二人でスタッフのお手伝いをしたんですけどね、私はゴミ捨てとか買い出しとかですね。特別なことを手伝うわけじゃないんですよ。それでも、そこに居るだけで喜ばれた。

お年寄りは表面は落ち着いとらっしゃったけど、やっぱり緊張しておられたんですよ。余震でガタガタッとくるとみんなの携帯が一斉に大きな音で警戒を呼びかけるでしょう。あれがすごく緊張を呼ぶとですよ。びくっとされたり、なかにはおびえて眠れなかったりする方がおられますもんね。

逆に、大方の入所者は、眠れん夜がつづいて疲れとったからでしょうね、翌日の夜は死んだようにぐっすりと眠っておられたそうですよ。でも、いちばんきついのはスタッフですよ。

自分たちも被災者ですよ。自分の家《うち》のことを後回しにして、お年寄りのケアをしながら守っておられる。夜勤明けに自宅に帰る時とか眠気に襲われて、大渋滞の中、自分の腿をバシバシ叩いて「眠ったらいかん、眠ったらいかん」って言いながら帰ったそうですよ。

夜勤が一人だったりすると、何かあったらと思って不安ですよ。当たり前ですよ。だから、私たちが大したお手伝いをしてなくても、ただ、そこに居てほしい、誰かいてくれたら安心するって。そこに居ることがお手伝いなんですよ。でも、これが案外できない人がいるんですけどね。

ボランティア

本当に（全国ホームホスピス）協会をつくっとってよかったですよ。まるで試されるみたい、今回はネットワークが機能しましてね。私たちや竹熊さんがメールで現状を伝えるでしょう。市原さんがそれをメーリングリストでホームホスピス関係者に配信して、今、何が必要か、どういう支援が要るかを流される。お金も必要だけど人手ですよ。水がふんだんに使えないから、使い捨てタオルやボロ布を持ってきてもらって。でもまあ、水と食料品の確保はほぼできとったから、やっぱり人手ですね。

私が久留米に帰った後、松本さんが二泊して、そのあと、呼びかけに応えて順々にボランティアの人がはいったんですよ。愛逢の家（尼崎のホームホスピス）から西山（裕規）君が一週間は来てくれて、研修を終えて立ち上げ準備中だった東京の富田さん、「ひなたの家」（姫路のホームホスピス）の金居（久美子）さんと中田（めぐみ）さんは、人員が重ならないようにシフトを組んでお手伝いに入られたそうですよ。その他にも。みんな呼びかけに応じてボランティアが順に来て、スタッフを手伝ってくれたんですよ。

ホームホスピスはいわゆる制度下にないから、行政の支援を待つ前にこういう連携が取れて本当に良かったですよ。小さな組織だから、人も情報もうまーくまわってね、寄付金も集まりました。ホームホスピスばかりじゃなくて、ホームホスピスの活動を応援してくださってる皆さんからですね。ありがたいことですよ。

ウン？　だいぶ落ち着いてきたようにありますよ。余震もなくなりましたしね。でも、こんなことは時間とともにみんなの記憶が薄れていくでしょうが。だから、末永く支援していかないかんですよね。

美婆会と益子さん・・・美婆会の熊本慰問

はい、うちも大変やったですよ。「母屋」が使えんごとなったでしょ。緊急避難的に「本家棟」に入ってもらっとりますけどね、このままじゃいかんって。地震のせいで利用者さんが窮屈な思いをされとるままにしておくわけにいかんから、思い切って、前倒しで「新屋」を建てようかと思ってですね。母屋をどうするかとか、そんなことやオレンジクロスで発表せないかんとか、ともかくものすごく忙しかったですよ。

でもねえ、こげん忙しかとに美婆会が「われもこう」に慰問に行くとに付いて行ったとですよ。六月十五日。益子さんたちが行こうと言わっしゃるとですよ。ねえ、こげん暑かとにね。総勢十五人やったかな。マイクロバスで行きましたよ。

私は付き添い。御歳九十四歳を筆頭に、平均年齢八十三歳ですよ。爺スリーは少し若いとですけどね。

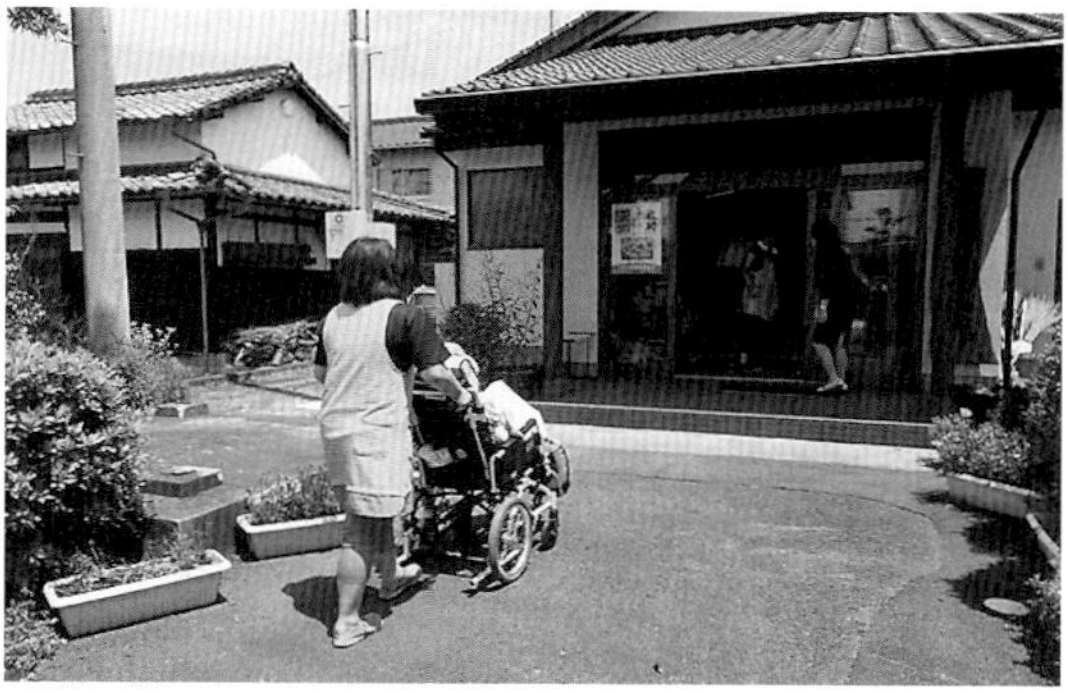

公民館に向かうわれもこうの利用者とスタッフ

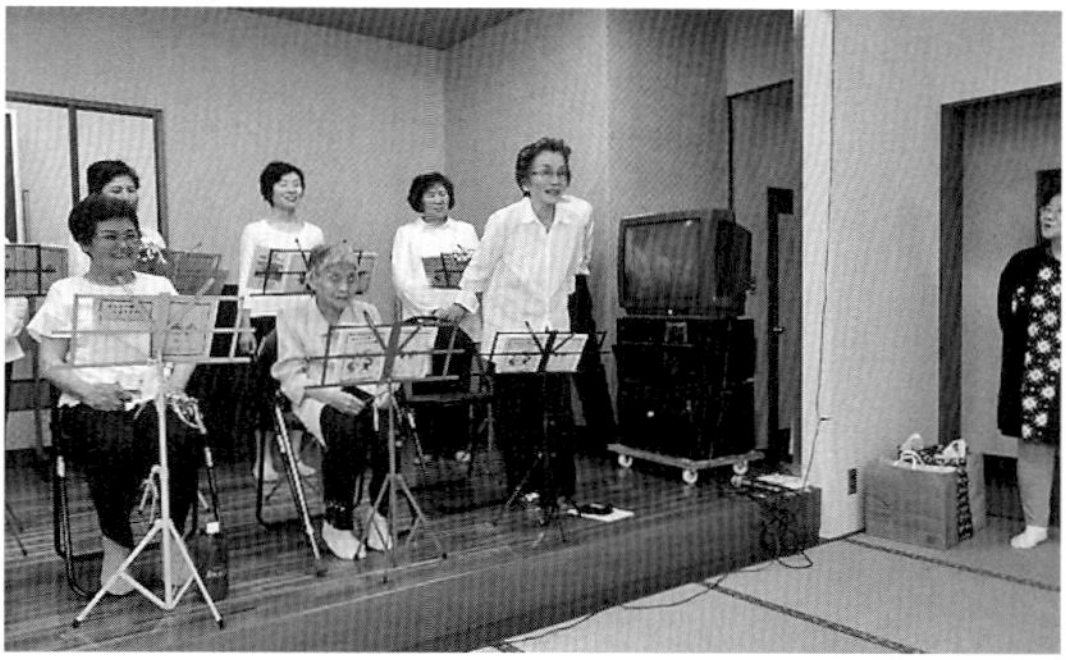

益子さんからご挨拶

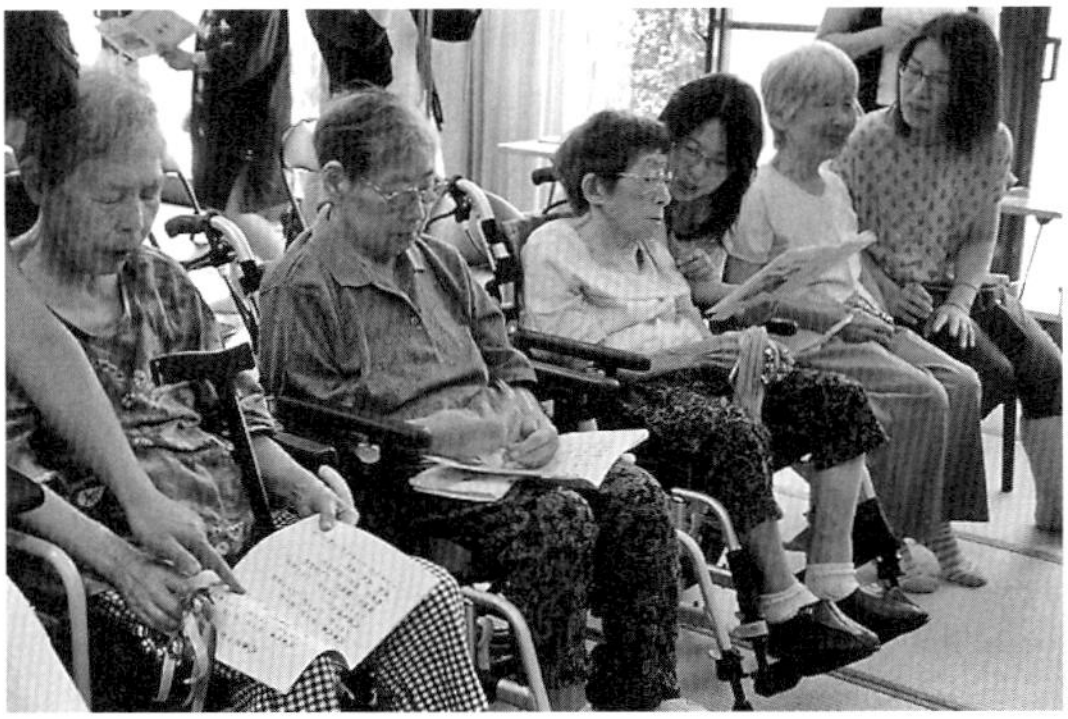

観客はわれもこうの利用者さんとスタッフ

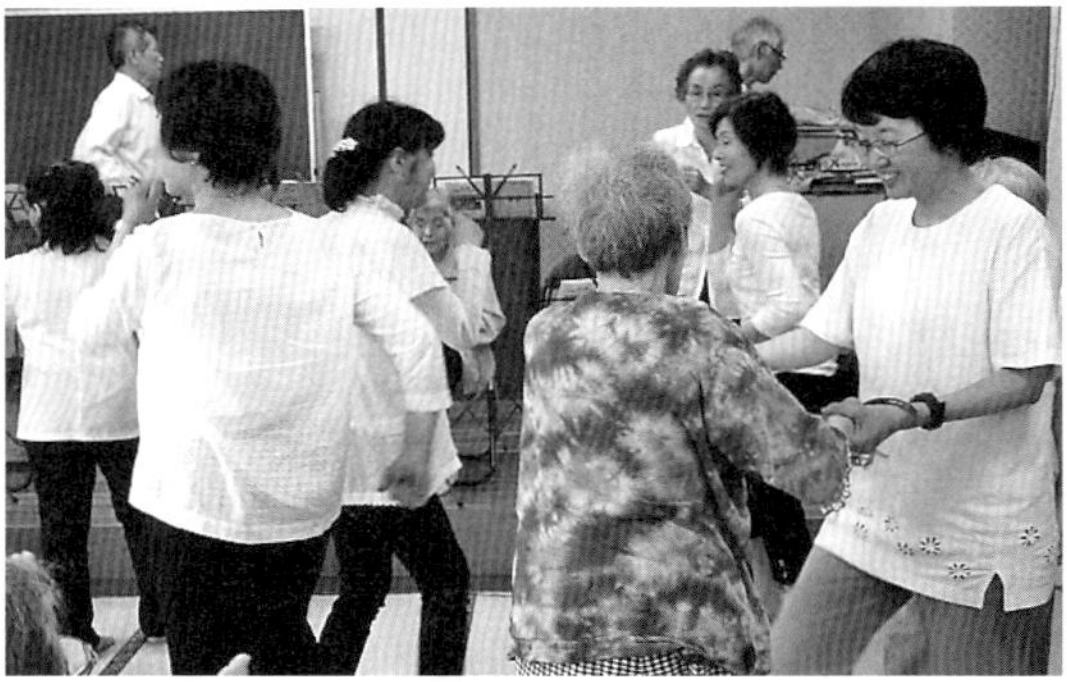

みんなで踊ろう

爺スリー？　ああ、それはですね、益子さんたちが美婆会をつくって上村座が建つ前の酒屋さんでいろいろしよんなさったとを見て、「俺たちもかたせてくれ」って入ってきた男の人たちですよ。三人、入らっしゃったけん、「爺スリー」。面白かでしょう。

それがみんなマイクロバスに乗って、われもこうには入りきらんけん、すぐ後ろの公民館を借りて、そこに利用者さんに車椅子で来ていただいて演奏したんですよ。お土産やらあの後集まった募金を持って行って差し上げたんですけどね。喜んでいただけた。

演奏会は、最初、車椅子に座っとうお年寄りも何がはじまるっちゃろうかって顔をしとらっしゃったですけどね。上手なんですよ、演出が。美婆会のなかでは若くて員数外ですけど、音楽の先生がおられて、その方が電気ピアノを持ってきて弾いてくださるんです。歌や演奏も教えてくださるんです。

最初、ピーって笛を吹いて、久留米から出発ですよ。シュッシュポッポ、シュッシュポッポって歌いながら熊本到着。「熊本ー、熊本ー」ってですね。会場が少し盛り上がったところで、唱歌やら童謡、

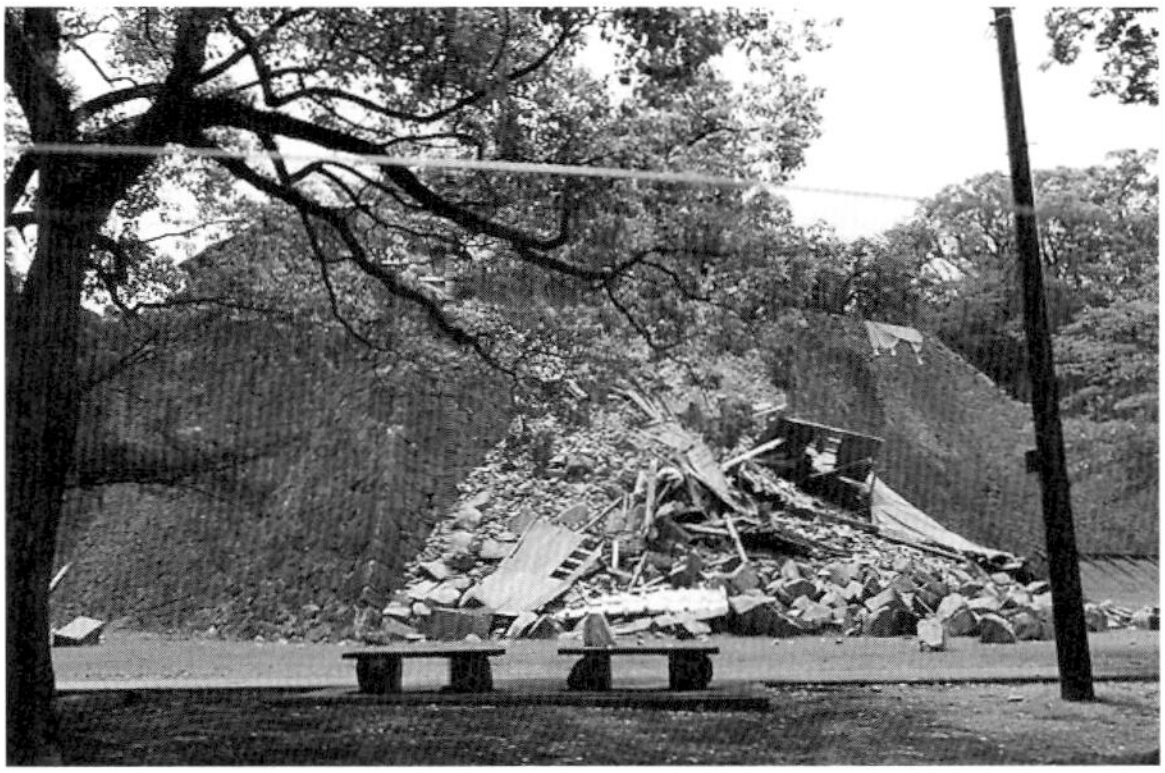

熊本城の惨状

懐かしい歌をみんなで歌っているうちに、「おてもやん」になったら、われもこうの利用者さんも手拍子、足拍子で、しまいに美婆会のおばしゃまたちが段を降りてみんなで踊ったんですよ。足の立つ方は手を引いて、みんなで踊ったんですよ。いい雰囲気になって楽しかったですよ。

そん時の写真。ね、楽しそうでしょ。益子さんの司会がまた上手なんですよ。「美婆会と言いよりますけど、美しい婆が集まっとうとじゃなくて、美しい婆になろうという会です。はじめて、もう二十年になります」って。そう、たんがくのずっと前から、上津地区でつくっておられたとですよ。

その後、マイクロバスで移動して、昼食。それが、また皆さんの大事なお楽しみの一つですよ。熊本城がまん前に見えるＫＫＲホテルの和食店で、予約しといたお弁当をみんなで食べたとですよ。

熊本城？　いやあ、もう悲しかった。実際に見ると衝撃的ですよ。立派な石垣が崩れ落ちて、天守閣の屋根瓦も剥れ落ちて、ブルーシートがあちこち被せてあった。

私は、去年の十二月にホームホスピスの全国研修会があって、ＫＫＲに泊まったとですよ。そん時も、ああ、立派なお城だなあって。まさか、半年後にあんな酷《むご》い姿を見るとは思いもしませんでしたよ。立ち入り禁止ですよ。ＫＫＲホテルも少し前まで、しまっとったらしいですよ。何かで読んだんですが、熊本城の今の姿は市民のトラウマになると。本当ですよ。絶対に壊れたらいけないこころの風景ってあると思うんですよ。

挫折からの出発

開設をあきらめる

益子さんの話？　よう出てくるでしょう。うちの恩人ですもん。

益子さんに会わんかったら、うちはここまで地域に受け入れてもらえんやったと思う。八女で挫折した後でしたからね、もう一八〇度違うやないですか。思い切って八女のホームホスピス開設をやめとってよかったとこころから思いましたね。神様がそっちじゃないよって教えてやらっしゃったんだと思う。ああ、八女の話でしょう、しとらんかったですね。

ＮＰＯたんがくは八女で始めたと言いましたでしょ。理事のお一人が八女出身で、その方の実家が立派なお家なんですよ。一階が一一〇坪、広ーくてですね。そこを使ってホームホスピスを始めていいと言っていただいて。地域の事情とかようわからんやったけど、田舎の落ち着いた住宅で、まわりに古くから理事の家ともお付き合いのある住人がいっぱいおらっしゃるところやけん、受け入れもよかろうと思ってですね。ホームホスピスをはじめるために説明会を開いたり、周りに挨拶したりして、もう翌日から改修の工事に入るまでになっとった。

そうしたら、その家の前に住んどる方がどうしてもいかんって。「そげな施設ばこの地域に受け入れるわけにはいかん」認知症の年寄りがこの辺をうろうろしたら迷惑って。何度も、その方のお家に説明に上がったんですよ。

迷いましたねぇ。改修工事の入札も終わって、工事にかかる二日前ですよ。でも、こちらは大事なお年寄りを預かるとですよ。事故でもあったら大事《おおごと》やないですか。あきらめました。悔しかったですね。

そんなとき八女からの帰り、気持ちがくさくさするけん、いつもは抜け道を通って家に帰りよったとですけど、堂々と3号線を通ってやろうと思ってですね。走りよったら、上津の交差点の近くにいつも市長の後援会事務所の看板が上がっとったとがないんですよ。空き家になっとってですね。私は当初から訪問看護ステーションも同時に立ち上げる計画でしたからね。3号線に沿って、動きやすくてちょうどいい場所ですよ。

それがきっかけで、母屋の大家さんとも出会え、その紹介で中村益子さんとお会いすることができたんですよ。これが益子さんとの最初の出会い。

益子さんに出会った

会って話したらすぐに、私のしようとしていることを理解してくださってですね、そげなことなら「貸してやる。家賃は一万円でよか」って言わっしゃるやないですか。「そんな、税金分にもなりません」って言っても、よかって。「そんなら三万円で貸してください」って言っても「一万円でよか」っておっしゃるんですよ。それでありがたく貸していただいたとですけどね。

益子さんは、今、上村座が建っとるところにあった酒屋さんの奥さんだったんですよ。田舎のほうじゃ昔は、米、塩、酒を扱うとこは、その地域の要ですからね。影響力があるんですよ。

でも、益子さんの場合はお人柄ですね。長い間、地域の民生委員をされていて面倒見がいいんですよ。自分では何も言われんけど、いろんな地域の方の相談に乗ったり面倒を見てこられたようですよ。この周辺の人から絶大な信頼がありますもん。益子さんに話しておけば、お年寄りからちびっこまで話が通るんですよ。スゴイ影響力ですよ。うちの「地域担当名誉顧問」って言いよるとですよ。

きれいでご聡明でしょう、背もあの歳の方にしてはスラーっとして高いですもんね。おしゃれでね、この靴もいただいたんですよ。ヨシノヤの靴、牛丼の吉野家じゃないとよ。銀座ヨシノヤ。よかでしょ。益子さんも自分が若かったら、私みたいなことをしてみたかったって。困っておられる人に手を差し伸べたかったって。でも、歳だからもうできん。でも、私に出会えたことでその夢が叶えられるって、そう言ってくださるんですよ。物心両面で支援していただいてますよ。

長男さんの弘一郎さんが、たんがくの住人。久留米の有名県立高校の数学の教師をしておられたときに心筋梗塞で倒れて、低酸素脳症でほとんど植物状態になられたんですよ。さすがの益子さんもそのときは、一緒に死のうかと思うほど悩まれたそうですよ。でも、しっかり立ち直られて、弘一郎さんも奇跡的な回復を見せられて、リハビリの効果もあって、今ではベッドから降りて四十分も座位が保てるようになったんですよ。笑顔がよかでしょ。

だから益子さんには、たんがくの内側が全部見える。うちは何も隠していませんけどね、家族の立場

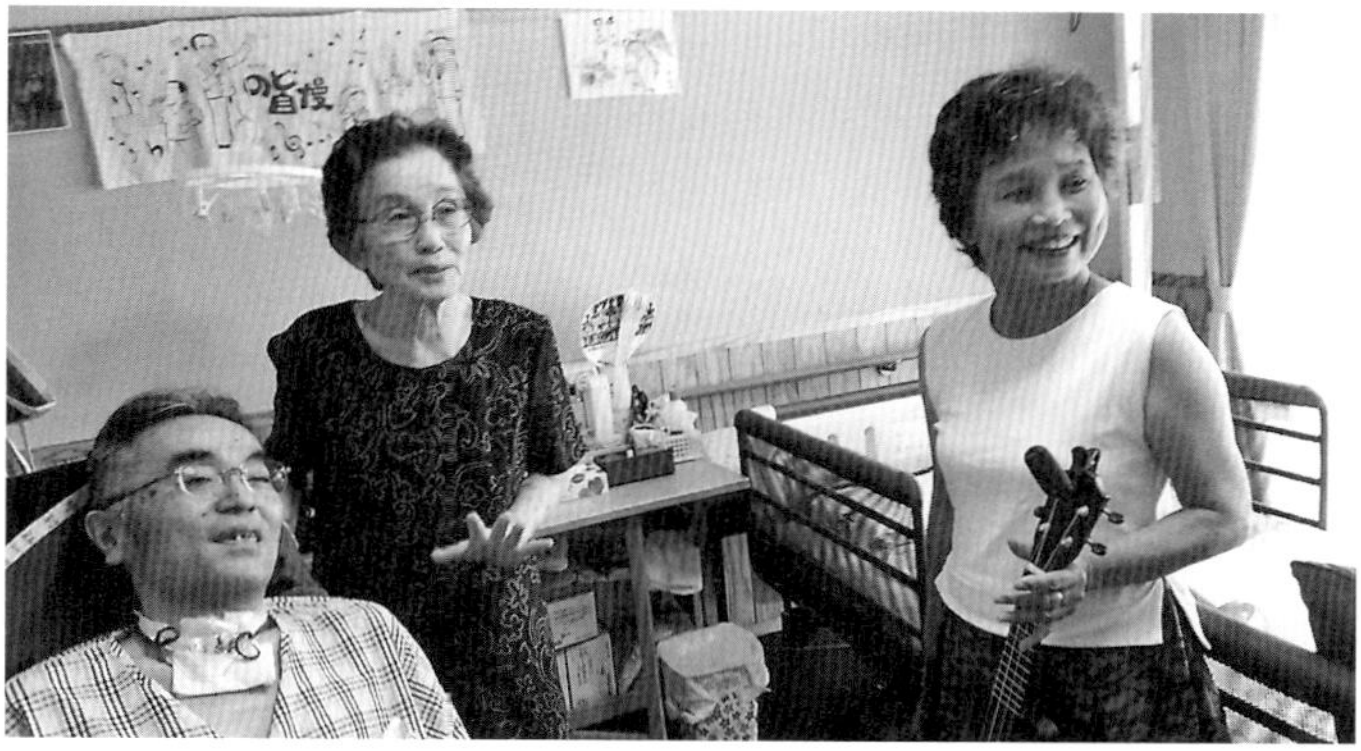

中村弘一郎さんと益子さん。右は、美婆会のボランティアの杉野さん

で見るとまた違うでしょう。でも、安心して任せていただいているんですよ。娘さんはスタッフですよ。

美婆会を始めてもう二十年と言われますから、益子さんも今よりだいぶ若かったでしょう。五十代くらいやったっちゃないですかね。われもこうの慰問には用事があって参加されんかったですけど、美婆会には九十代の方があと二人もおられて、最初からのメンバーって。今も元気に参加されてるんですよ。フラダンスとかミュージカルとか、歌や踊りはもちろんパソコンとかいろんなことに挑戦しておられますよ。ＮＨＫの「のど自慢」にも挑戦されたとですよ。

去年、熊本でホームホスピス全国研修会があったときもね、貸切バスで来てミュージカル「十二支物語」を演じて、大会のオープニングを飾ってやらっしゃったとですよ。

私は実行委員長をしとってスタッフを総動員して準備に追われとったとやけど、皆さんが無事に来られるやろうかと思ってそわそわしながら待っとった。そしたらニコニコ杖をついてバスから降りてこられてですね、オープニングですからね。それでも、無事にミュージカルを終えて、帰りのバスに乗らっしゃあまで気が気じゃなかったですよ。でも、会場はほっこりやさしい気分になって、美婆会の皆さんは大満足。無事に久留米に帰られて、ほっとしましたね。

私にとっては、この方たちの元気がいちばんの励ましなんですよ。

「あんたがおってよかったぁ」って、たんがくが目指すそんな関係づくりの原点なんですよ。

河合先生

河合千恵子先生！　たんがくのもうお一人の恩人ですよ。久留米大学の初代の看護学科長をしておられたんですよ。

私が久留米市の長寿介護課におったときに、河合先生がみえたんですよ。上から下まで赤い服を着てね、使いもせん杖をプラプラさせて「私ね、独居老人なんだけど、久留米市、何をしてくださるの？私に」って、役所を試しに来らっしゃったとですよ。

窓口のほうは、いきなりそんな質問されてどう対応していいかわからず閉口しとったんですよ。それで「樋口さん、ちょっと来てください」って呼ばれて私が代わってお話をした。そしたら「あっそ、あっそ」って聞かれてた。でも、独居だとおっしゃるし、ご高齢だし、私は役所にいるとき、お会いした方には必ず名刺を差し上げるようにしてたんですよ。

「なんかあったときは、介護保険以外の相談でもいいから、お名前と電話番号を言ってくだされば、私、必ず連絡しますから」って言ったんですよ。そしたら「あなたね、久留米市役所には職員が何人いらっしゃるの？」って、「二千人おります」、「その中で、私がわからないことは、あなたに訊けば解決するのね？」って言われて、「今日は来た甲斐があったわ」ってとても喜んでいただいた。それが、河合先生との出会い。縁があったんでしょうね。うちのスタッフの恩師でもあるんですよ。山中富さんの。それで役所を辞めてホームホスピスを始めようとしていたとき、周りから「河合先生がいろいろ手伝ってくださるかもしれないから話しに行ったら」と言われて、相談しに行ったんですよ。

そしたら、「私ね、使わないお金があるからあなたが使って」って言われた。

びっくりしましてね、「先生、そげな大金、あなたにあげると言われても困るから、お借りしていいですか。ただし、無利子でいいですか」と言ったんですよ。そしたら、先生が「ともかく死んだらあなたにあげるから」って言われて。個人の口座に入れるわけにはいかないからＮＰＯの口座に入れてもらった。十五万円ずつ返しよったですけどね。

そうねえ、二、三年くらいのお付き合いでしたかねぇ。七十六歳で亡くなられたとですよ。

先生はお歳のわりに脂っこいものが好きで、大学病院の近くの焼肉屋で肉を焼いてもらって持っていくんですけどぺろりですよ。用事で出かけたところでうなぎ屋があって、「先生、今からうなぎのせいろ蒸しを持っていくから、病院のご飯を食べんで待っとってください」って電話しといて、病室で一緒に食べて長いこと話したりして……、ずいぶん可愛がってもらいましたねえ。

先生は、亡くなられる少し前までたんがくの「離れ」おられたんですよ。亡くなられたときも、先生の愛弟子で後見をしておられた先生方がおられたんですけど、翌日の葬儀が支障のないごと準備するとで忙しい。大勢の人が葬儀に参列されたんですよ。だから、私が一晩、ご遺体に付き添ったんです、あとから主人も来てくれて二人で一晩。私は、先生とずっと話しとった。

先生が亡くなられたあと、お姉様が後見をしておられた先生方と一緒に先生の遺志を継がれて、たんがくにもいろいろ支援していただいたんですよ。お姉様もやっぱり看護師さん。東京におられてですね。亡くなられた後、NHKテレビの「おはよう　にっぽん」でたんがくのことが紹介されたときに、後見の先生方に勧められて、私からお姉さまに連絡して観ていただいたんですよ。そしたら、放送のあった翌日すぐに電話がかかってきて、「妹はこんなにすばらしい事業を応援してたんですね」って、残りのお金は返さんでいいって。役立ててくださいって言っていただいて。

それが、たんがくが最初にいただいた多額のドネーション。嘘みたいなホントの話。

もう一つの幸運

このお二人は間違いなく私の、たんがくの恩人ですよ。このお二人に出会ってなかったら、ここまでなってないと思う。それからもう一人、うちの弓削田《ゆげた》統括に出会えたこと。

さっき会ったでしょう。よかでしょう？　私は弓削田さんが来てくれなかったら、今のたんがくはなかったと思う。ここまでしきらんかったですよ。

はじめた当初、右も左もわかってなかった。まだNPOを立ち上げたばかりで、同時にいろんな事業を立ち上げて、今からはじめる。でも、実際のところどうやったらいいかわからん。法的なことはわかっていても、現場は具体的にどう動かしたらいいかわからん。私はいよいよ管理者が決まらんときは、自分で勉強してやるしかないと思いよった。

最初、私の知ってた看護師さんに管理者になってもらおうと思ってアタックしていたんですよ。でも、自分はなりきらんから、自分の知っている人で、ちょっと興味を示している人がいるから会ってみないかっていうことになって。でも、経歴を聞いたらすばらしくて、そんな人、うちに来てくれんやろうなって思った。でも、そんな人だったら、話をしといたら誰かにつながるかもしれんと思うて、ともかく会ってもらうことにしたんですよ。

そうしたらね、私もだいたい早く行くほうだけど、約束の時間の三十分くらい前に来とって本を読んで待っててくれた。ああ、こういう人なんだなって思って。それで、話しをしたらね、涙を流して熱心に聞いてくれた。私もそういう素晴らしい事業を、看護師の集大成、最後の仕事としてそんなことをしたいと思ってたって。「ちょっと考えさせてください」って言ってくれたんですよ。

それからですよ、ちょっと脈があるかもしれんと思ったから、つけまわしてね。統括はその時、大手の介護サービス会社におったんですけどね、もう上のほうで若手を教育する立場ですよ。今日は福岡でヘルパーさんの養成講座とか明日は飯塚とか。だから私は統括の予定を前もって聞いといて、そこに行くんですよ。それで教室の下で待っとってね、講義が終わるころちょっと顔を出す。「いかがですか。うちに来てもらえんでしょうか」って。

熱心にストーカーして、で、来てくれたんですよ。私の熱心なストーカー行為のお陰ですかね、一年早く辞めて来てくれましたよ。

そう、現場向きなんですよ、この方は。ほんとにスゴイ、観察力がスゴイ。人柄もあります。そう、明るい明るい。利用者の皆さんも家族もみんな統括のファンですよ。福岡の人なんですけど、この地域の先生方にも絶大な信頼がある。職員も統括の言うことは本当によく聞く。嫌味が全然ないんですよ。叱ってもさっぱりしてる。スタッフは朝から怒られていますよ、ガーンって（上品に）吠えてますよ。でも、一時間もしたらニコニコしながら話してますもんね。賢い人ですよ。言うべきところはピシャッと言ってね。あとが残らない。だから、私は現場になんも口を出さない。よっぽど目に付いたことがあったら、直接スタッフには言わずに、統括に言います。

私、こんな看護師さんに会《お》うたのは初めて。スタッフのみんなに言ってるんですよ、「弓削田統括の元で勉強できるんだから、あなたたちは幸せよ」って。そうそう、堀川病院のあの「おつねさん」のタイプですよ。相手のハートをがっちりつかむことができる人。

郷土愛

そうねえ、私はいろんなことで、信じられないくらい恵まれていると思う。

たぶん……、私はこれまで公務員で勤めてきたんですよ。だから悪いことはしきらん。してない。でも、堂々と自分のやれる範囲で一所懸命やってきた。人はそこそこで、自分が今いるところで一所懸命やっていたら、それを見てくれる人がいる。だから、こうして起業したときにお手伝いしてくださったり、応援してくださる人がいるんだと思う。

　ホームホスピスの仲間、皆さんがそうでしょう。だって、なんも儲けようと思ってやっているんじゃないですものね。

　だから、私は出会いを大事にしてきたんでしょうね。一つ一つを大事にしてきたからでしょうね。それから、久留米をね、私は郷土をこよなく愛してないといかんと思う。そう、私は久留米が好き。

　東京の看護学校から帰ってくるときも、京都の堀川病院から帰ってくるときも、福岡まで帰ってきて、天神から西鉄電車に乗ってあの宮の陣の橋を渡るとき、筑後川の青い水面が見えて、向こうに耳納連山が見えてくると、「ああ、緑なすいいところだな。わが故郷《ふるさと》は」と思ってましたよ。久留米、よかとこやなあと思っていました。郷土、久留米に対する思いはしっかりあります。

　八女でやって、地域の反対にあってうまくいかんやったけど、八女に対する郷土愛が足りなかったんだろうって、今は思う。こんなに近いけど、久留米は久留米流がある。八女は、八女流があったんだと思いますよ。

保健師になる

看護婦になりたい

水天宮さんの町、京町小学校

私は久留米生まれ。大石町。水天宮さんの町。正味、久留米の人間ですよ。

父は、若い時は地元の大企業に勤めていたんですけど、伯父から頼まれて、私たちの小さいころに転職して伯父の土建会社のお手伝いをしよったんです。家は、まあゆったりしとったんでしょうね。きょうだいは姉と弟。姉は三つ上だったんですよ。これが、ちっちゃい時から外交的で、親戚の集まりには姉しゃまが行く。遊ぶのも、私はゴム跳びとか下手やったから、「ちえちゃん、ついて来なさんな」って言われよった。一つ下に弟。これが可愛くてですね。親は、男の子がやっとできたから、もうそれは可愛がってましたよ。「ボン、ボン」って。今は、大きなシロクマのごとしとりますけどね。

学校は京町小学校。私は一、二年のころまでは引っ込み思案でイジイジして、ぼーっとしてました。

でも、三、四年生の時にいい担任の先生にめぐりあって、それから変わったと姉が言うんですよ。五年生の時の先生がまたいい先生で、表彰状をくださるんですよ。

「今回、千恵子さんは理科のテストで九十五点をとりました。お父さん、お母さん、ほめてあげてください」って小さなガリ版刷りの表彰状をくれるんですよ。男の先生でしたよ。それをもらうために一所懸命勉強したんですよ。それからだんだん強くなった。

中学は城南中学校。城南中学校は以前、久留米第一中学校と言って、先生が「おまえたちは第一中学校で学べるとぞ。誇りを持て、誇りを」って言われるような地元の名門公立中学。私は、ちょっと小学校の成績がよかったけん、付属中を受けんねって小学校の担任が勧めてくださったとですけどね、城南中学校に行きよった姉が、「あんた、城南中学校に行けるとよ。なんで、付属に行かないかんと」って言うけんですね。親にもそげん言うて城南中学校に行ったんですよ。

中学のころは成績はまあまあやったけど、遊びよったですたい。三年になった時は、受験があるからみんな勉強しよったとですけどね、私は友だちと「ひま人会」っていうのを作って、「私、そげん勉強やらしよらん」って格好をまわりに見せるとですよ。みんなでグラウンドに行って、野球部のかっこいい子の練習を見よったりしてですね。

そげんことばかりしよるけん、目指す高校を落ちて、滑り止めに受けた地元の私立女子校に行ったとですよ。お嬢さん学校ですよ。

生物クラブ

高校はよかあごとしよった。すっごい楽しかった。そのころのお友だちとはいまだにずーっとおつきあいしてますよ。でも、ほら成績はよかったとですよ。一年の最初からずーっとクラス委員やった。みんなにね「井樋ちゃん、やってよ」って言われて「よかよ」って、そんな感じですよ。

私のクラスは一番ワルが集まるクラスやった、四組ってね。そこのリーダーやった。授業をボイコットして途中で帰ったり、喧嘩したり、いろいろ問題があるクラス、それを束ねていた。まあ、親分みたいな役をしてたんですよ。

そんなことばかりやったけど、私は高校のときに、人前で話すのを覚えたんですよ。理系が好きだったから生物クラブに入っとって、そこで「食品添加物のハツカネズミにおける影響」という研究をした。クラブの顧問の先生が研究を指導され、本格的に組織標本まで作ったんですよ。マウスに食品添加物の入った餌を食べさせて、解剖して、パラフィンを固定してミクロトームで切って、病理細胞を作って、それを大学の病理学教室で判定してもらって、それをまとめ上げて研究発表したんですよ。私、県知事賞までもらったとですよ。高校卒業する時は学校賞とかいっぱい賞状をもらった。

父や母はそのまま、そこの短大に行けって言ったんですよ。早く結婚させようと思っとったみたい。それに反発したとでしょうね。そのころ盲腸の手術で入院して、そのとき看護婦さんていいなって思ったんですね。だから、「私、看護婦になりたい」、「看護学校に行きたい」と言ったんですよ。

その高校から看護学校を受ける子なんかいないですよ。みーんなお嬢さんだからですね。

当時、東京受験のためだったら十日間学校を休めたから、遊びがてら姉のおった東京に行って、昭和大学医学部付属高等看護学校を受けたんですよ。

看護学生

花の十回生

看護学校は最高でしたね。ものすごく勉強したけど、よーっく遊んだ。

私は昭和大学医学部付属高等看護学校（現・昭和大学保健医療学科）の十回生なんですよ。そのころは、十回生はパーばっかりだと言われとった。一つ上がかなり優秀で、かなり厳選した人ばかりで十何人くらいしかいなかった。私たちの学年は四十人。どこにいっても「花の十回生」と言われよった。

ときどき実習しよるところに遊び仲間が回ってきて、「今から学生だけのカンファレンスをします。何時にどこにご集合ください」って、すまーして連絡をするんですよ。そんな時はたいていリネン室でね、みんなでワイワイ言ってさぼっとるとやけど、婦長さんに見つかって、「学生！　出て行きなさい」って、教務に届けられてこっぴどく叱られよりました。

一回下がまた優秀だったんですよ。そう、優秀な学年に挟まれとった。この下級生が私たちをバカにする。

友だちと習いたての包帯法でミイラを作ったんですよ。私がミイラになって包帯を巻かれてね。それから下級生の部屋に行って、「今日は定期的な健康観察の日です」って、友だちがばーっと体温計を配る。「じゃ、皆さん、お熱を測って」とか言いながら、「ちょっとこの部屋は暑いわね」って窓を開ける。そしたらそこに、ミイラが立ってるという筋書きだったんですよ。

でもねえ、「何やってんの、またー！」って下級生に受けなかったんですよ。せっかくきれいに包帯ば巻いとったとにもったいなかじゃないですか。じゃ、三年生のところに行こうとなって、夜やった、こんどはもっとやさしい人のところにしようということになって、一番やさしそうな上級生の部屋をトントンってノックした。ドアが開いたらばーって私がおるでしょうが。

ところがその方が、たまたま初めての夜勤実習の日だったんですよ。制服をきちんときて、緊張してね。ドアを開けて私を見たとたん、トイレまで駆け込んで行かれて、泣きよらっしゃった。

三年生からは大目玉！「出てこーい！　おまえらみんな表へ出ろ」ってべらんめえでですね、「何考えてるんだ。バカー」ってえらい怒られた。そしてまた、教務に言いつけられてですね。

学びの日々

でも、看護学校では勉強もようしましたよ。わからんことばっかりだもん。「吃逆《きつぎゃく》」とかね。「咳嗽《がいそう》」とか、字も難しいじゃないですか。それを英語、ドイツ語で覚えないかんかった。東京だから日が暮れるとも早い。暗くなっても授業があるでしょう。朝も早くから。三年間、いっぱい覚えさせられるんですよ。くっそーと思ってですね、すごい勉強しよった。

一年生の実習先でモーニングケアというのに行くんですよ。まだキャップもらう前にね。三年生も一緒。指導者も卒業生ですよ。

生理学の授業でＴＣＡサイクルというのがある。食べ物がたんぱく質とか炭水化物とか、燃えるためのサイクルがあるんですよ。そのことについての実習指導者から質問だった。その時、私はちょうど生理学の試験が終わったばかりだったんですよ。そしたら先輩が間違ったことを言いよる。だから私「間違っとる」と言ったんですよ。横におる三年生が「やめとき」って合図するけど、間違ってると思ったら私は言わないかんとですよ。馬鹿ですよ。正義感ばかり強くてね。

その先輩がね、「あなた、名前は？」って、「そんなに自信があるの」、「ある」って、教科書まで持ってきて指摘しましたよ、ページまで覚えていたから。そうしたら「ああ、そう」って。それから行く実習先、実習先、ものすごく虐められましたよ。「一年生にすごい生意気なのがおる」って。行くたびにいっぱい質問されましたもん。悔しいから勉強した。

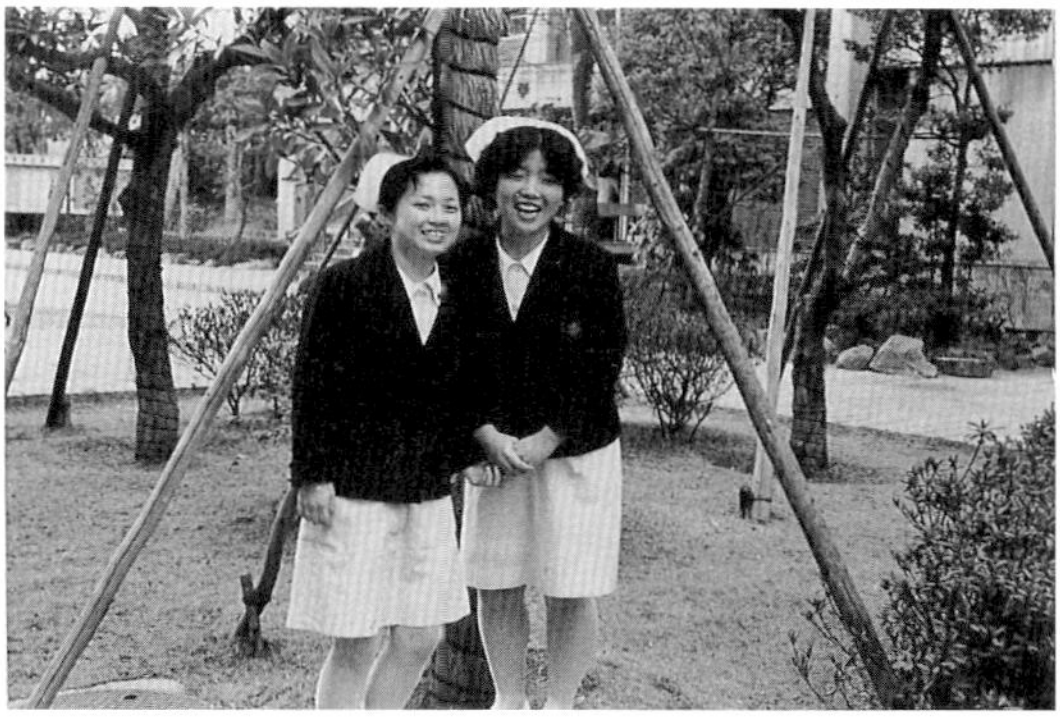

昭和大学医学部高等看護学校時代（右：筆者）

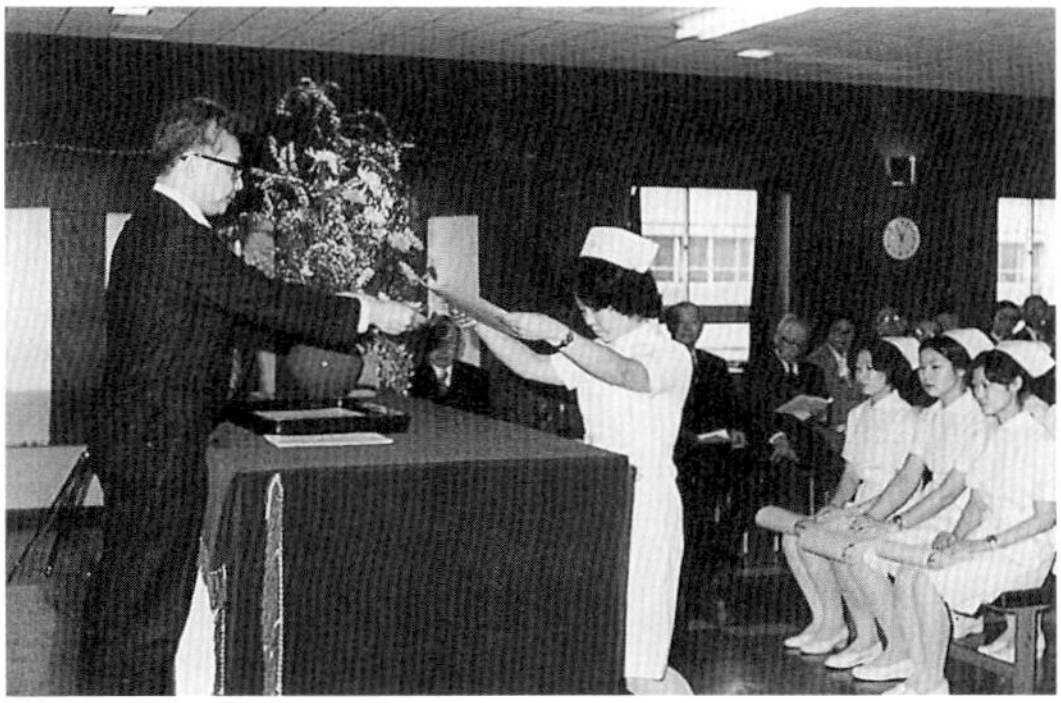

昭和大学医学部高等看護学校、卒業生総代として

教務からも怒られて「間違っててもそんなこと言わないの！　おバカ！」って。

そんな性格だから、生徒会長をさせられたんですよ。私はその年の予算を全部使ってしまってですね、後輩たちからギャーギャー文句言われた。でも、「残すとかありえないでしょう。その年度の予算だから。余剰金をつくるほうがおかしい」って突っぱねた。「次、どうするんですか」って言われたから、「自分たちで考えろ」って。

楽しかったですねえ。本当に自我が目覚めたのは昭和大学に行ってからでしょうかね。

保健師になる・・ムツ子と私

保健師？　昭和に行っても、保健師になるとか思いもせんかった。看護師になるつもりやった。そもそも保健師という職業さえ知らなかった。北海道のムツ子っていう友だちが同室だった。大親友なんですよ。私と性格は反対なんだけど、とても心がきれいな人。

そのムツ子が「私、保健婦になる」って言うじゃないですか。「それは何?」と。で、「ムツ子がなるんだったら私もなる」って、簡単な動機ですよ。

ムツ子は北海道江差のとなりの上の国町から昭和に来とったんです。そうねえ、九州と北海道。学生時代にしかない、なかなかない出会いですよね。ウン、今も江差ですよ。

ムツ子はなんでも自分で先に絵を描いてしまう性格《たち》なんですよ。

卒業してからの話ですけどね、みんなでムツ子がいる北海道江差に遊びに行ったことがあるんですよ。ムツ子は、「本州から来た友だちを歓迎する絵」を描いて待っとったとでしょうね。夏でしたけどね、海岸に私たちを連れて行って「さあ、ここで泳げ」って。向こうは砂浜って言っても、ごろごろ石、寒かったし痛かったですよ。水着まで用意してくれとったんですよ。そして、少し泳いでやっと浜に上がったら、寒いだろうって焚き火を用意しといて、ここで暖まれって。次はスイカ割り。「泳いだ後はスイカ割りっしょ！」ってこうですよ。ハハハ、もう海水浴のフルコース。

私が役所を早期退職してたんがくを始めた時、横浜で同窓会があったんですよ。私がうっかりお金で苦労してるって話したら、洋服を買ってやるって。「イヤ、退職金もあるし、主人が働きようけんいらん。そげん困っとらん」って言っても、どうしても私に洋服を買うって言って、横浜で買ってくれたん

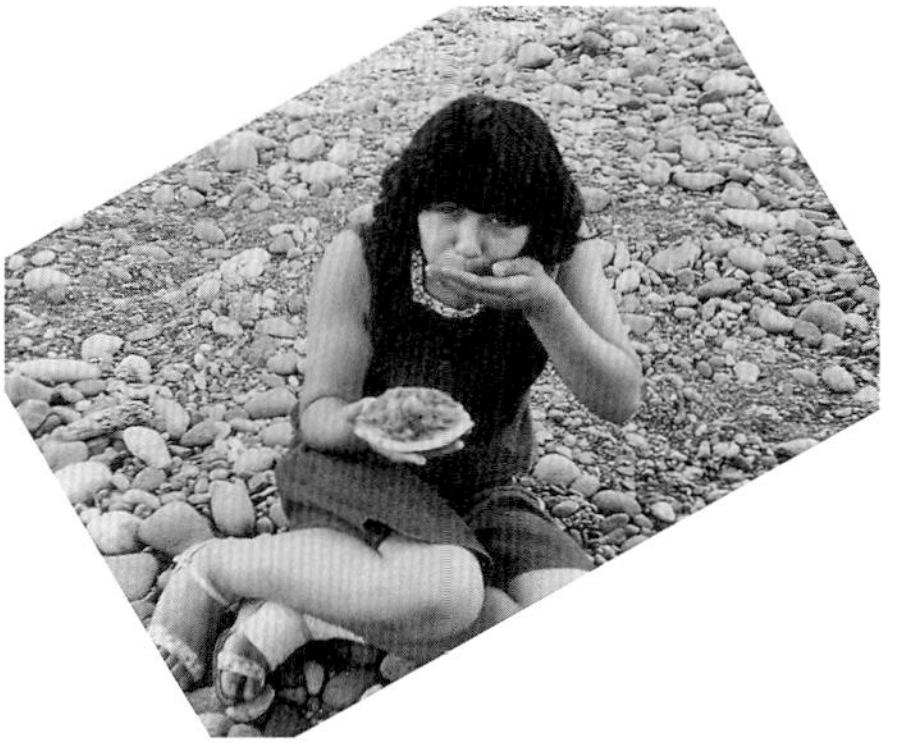
ムツ子

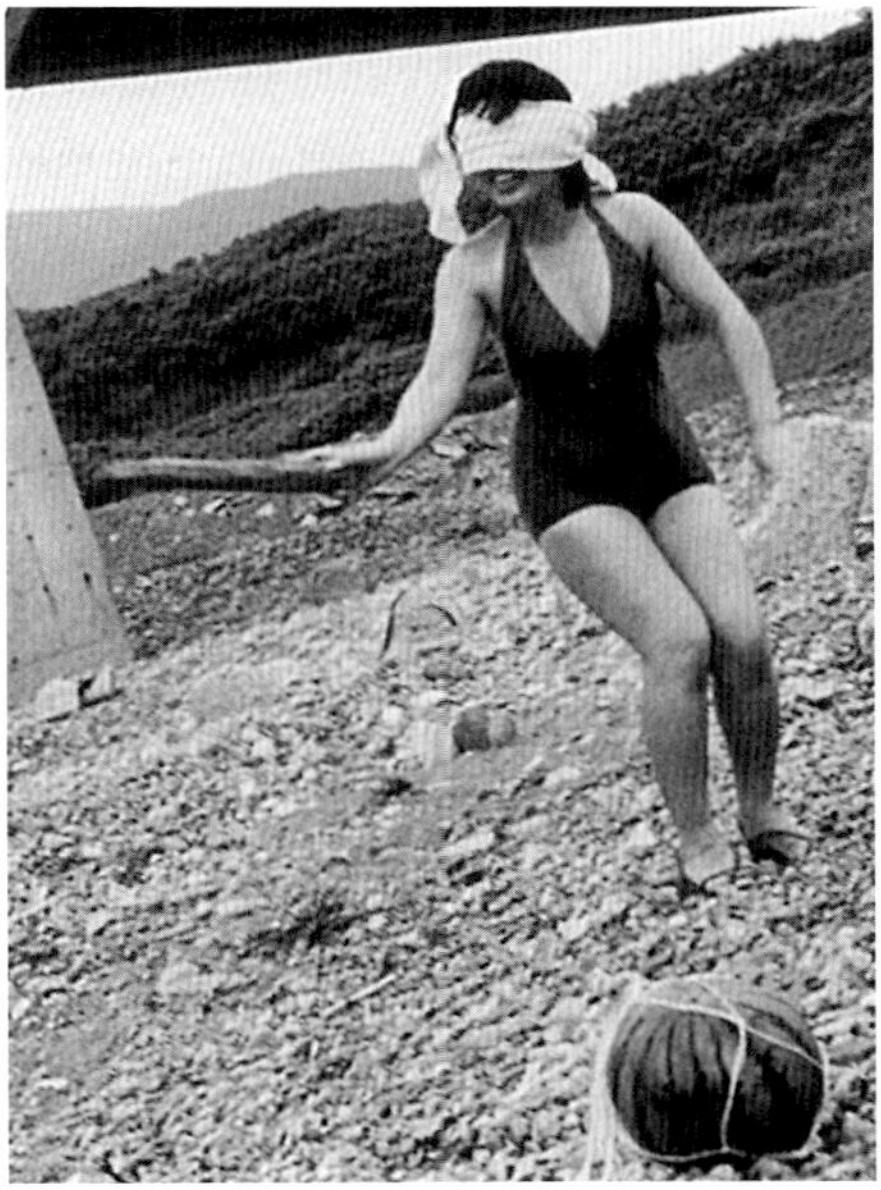
北海道江差のスイカ割り

ですよ。ちょっと気持ちが前に走りすぎてつまずくこともあるんだけど、気持ちはいつもまっすぐ。よう喧嘩もしよった。そう言えば、学生のころ、夜、お腹が空いてうどんを作ろうってことになったんですよ。ところが、ムツ子はうどんにバターを入れるって言うんですよ。私は「そげなことしたら、おいしくない」って。もうそれから喧嘩ですよ。

ウン？　でもそのバターうどんが美味しかったんですよ。ムツ子は今も変わらず大親友ですよ。

父の反対とかいろいろあったけど、結局、私は神奈川の看護教育大学校の保健学科に行って保健師になった。

当時、神奈川県立看護の保健師学校から教育大学校になったときで、全国から注目を浴びて競争率は十何倍。全国から優秀な人が集まってきたんですよ。でも、私は落ちると思わなかった、結果は、昭和大学看護学校から私一人が受かったんですけどね。保健学科が八十人だったんですよ、二クラスあって、全国から集まって、みんな優秀でしたよ。

その実習先ががいいんですよ。小田原保健所で、管内が箱根、湯本、湯河原。遊び人にとってはねえ、最高ですよ。私の温泉好きはそのころからですね。神奈川ではあんまり勉強しなかったんですよ。

それから先の話は、もうしましたね。結局、堀川病院に行ったんですよ。地域看護に最初から興味があった。臨床が好きだった。だから臨床があって、かつ地域に出るようなね。保健所でじっと相談が来るのを待っている保健師じゃなくってね。そういうのが好きだったんですよ。

とも暮らしの家

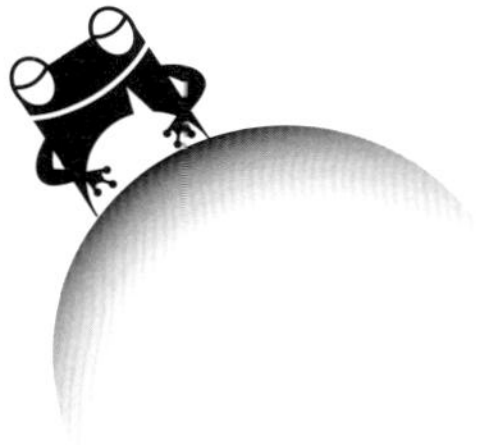

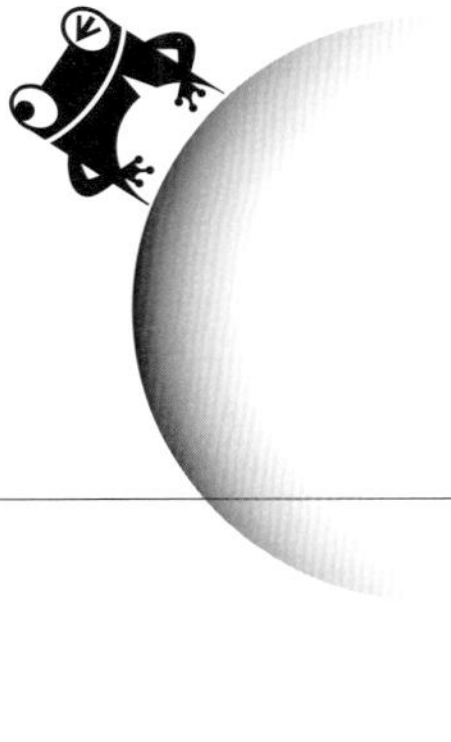

ホームホスピス「たんがくの家」のケア

節目

一日と十五日、たんがくはお赤飯を炊くんですよ。知らん人が多いですけどね、昔は御《お》一日《ついたち》参《まい》りとか十五日参りとかいって、神社にお参りしよったですよ。陰暦では、一日と十五日は新月と満月らしくて、この日、お宮にお参りして心機一転、気合を入れ直しよったらしいですよ。

お赤飯は「晴れ」の日に炊くでしょうが。一カ月という短い周期の中にも、節目を大事にしたいんですよ。お赤飯、好き？　こんど十五日に来てください。一緒に食べましょ。

昔、海軍では金曜日にカレーば作りよったそうですよ。海上勤務で毎日同じことが粛々と繰り返されるでしょう。そうしたら、だんだん曜日の感覚がずれてくるらしいですよ。だから、金曜日にはカレーを出しよったらしいですね。

えっ？　海軍横須賀カレー？　そげなとがあるんですか、レトルトも？　カレーも好きなんですか？

ハア。こんどうちのカレーを食べてくださぃ。美味しかですよ。

たんがくは平穏な日常の繰り返しを大事にしとるでしょ。その日常の繰り返しが単調にならんごと、そうした節目は大事だと思うんですよ。「あらあ、今日はお赤飯の出たけん十五日たい。何月やったかいな。そうしたら、次はお月見ばい」とかですね。短期記憶しかもてない認知症の方にとって、こうした節目を意識することはとても有効だと思う。

例えば、うちは毎年干し柿作りを地域の人たちと一緒にやってるんですよ。

この辺、とくに浮羽《うきは》や田主丸《たぬしまる》辺りは柿の生産地ですもんね。干し柿作りはたんがくのお年寄りも一緒に、地域の人たちみんなに集まってもらってしますよ。

認知症で日常生活が覚束《おぼつか》ないばあちゃんたちが、よう知ってござるとですよ。柿の皮ばむいたら熱湯にちょっと浸けろと、そして、焼酎ばシュッシュと霧吹いてから吊るしなさいと。手のばい菌が付いとってもそれで死ぬって。そして、十日くらい経ったら、こげして手で揉めって。甘さが増して粉をふくごとなるけん。よう知っておられるですよ。それを聞いて地域の人たちも一緒に作るでしょう。「あんたがおってよかったばい」って「今年の干し柿は道の駅に出してよかごと立派にできとる」って。

そげなったら、何が認知症がわからんですよ。

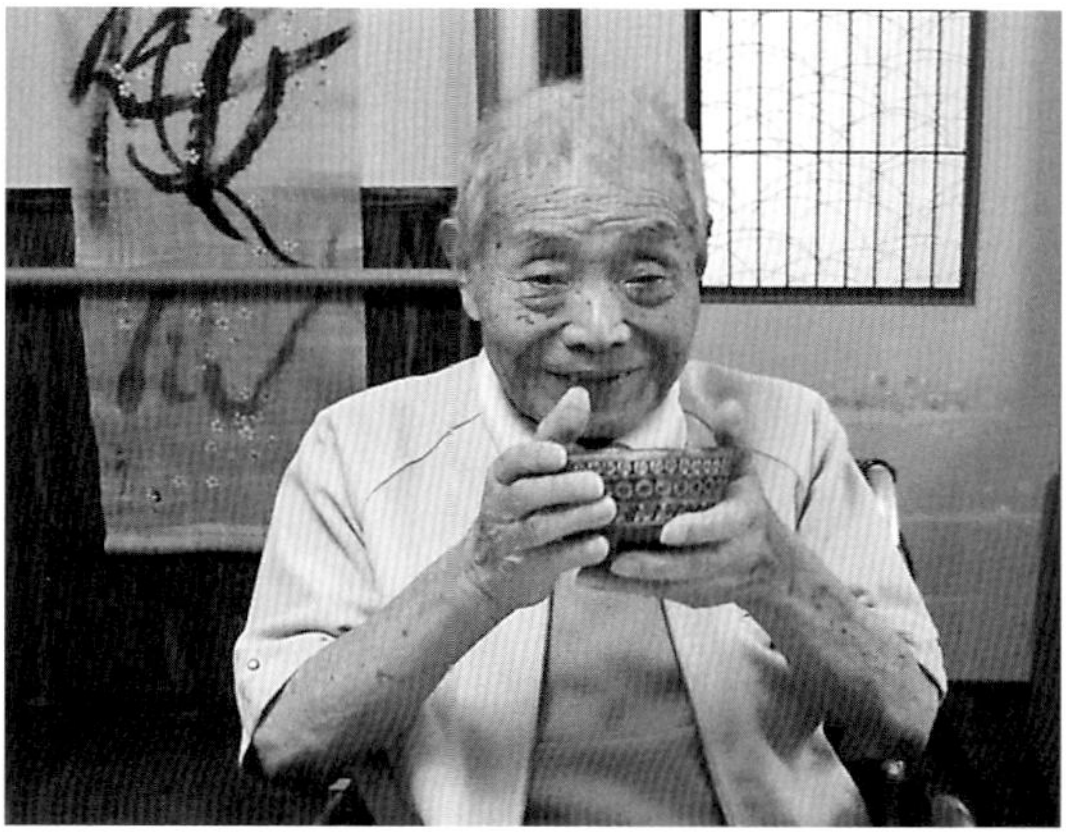
たんがくのお月見。お茶を一服

干し柿を軒下にいーっぱい吊るすでしょう。甘《あも》うなったころ木枯らしが吹いて柿の葉も散って、冬が近づく。そうしたら、次はお正月ですよ。

たんがくは、そうした季節のイベントを大事にしとるとですよ。平穏な日常生活に節目をつくって、地域の皆さんと一緒に楽しむ。それが、認知症の方にとって大切なことと思う。畑いじりもその一つ。味噌作りも毎年やってますよ。

高次脳訓練

大腸がんで余命二カ月と言われてうちに来られた方がおられたですよ。自分が末期ということは知らんかったけど、おいでになったときは流動食で命をつないであった。

で、私が見よったら、ヘルパーさんたちが流動食をおさじで一口ずつ食べさせながら、この方は、自分のことを「お父さん」と呼ばせようらっしゃったですけどね、「お父さん、この緑ぃとはね、ホウレンソウの白和えよ。茶色いとは鯖の煮付けよ。黄色いとは、ほらここにある茶碗蒸し」って、その日のお料理、どろどろにしない固形物を側に置いて説明をしながら食べてもらいよったとですよ。

ねえ、いくら食いしん坊でもいきなりこげんどろどろしたもんが出されて、「食べろ」って言われたらふつうちょっと引くでしょ。なんやろか、これって。

でも、緑ぃとば口に持って来られても、それがホウレンソウの白和えとわかっとったら、「ああ、ばあちゃんが元気なころに上手に作りよったな」って昔のことを思い出しながら味わえます。そして、それが美味しいとか、甘いとか、にがいとか感じる。その刺激は脳に行って、脳の中をいっぱい駆け巡る。そのあとに、表情となって、「うまい」とか「まずい」とか言葉になって出てくるんですよ。

これが「高次脳訓練」なんです。それを毎食つづけるんです。

それで言葉が出てくる方もいらっしゃるし、免疫機能が高まってくるとですよ。人間の脳って不思議ですよね。未知の部分がいっぱいある。

その方は余命二カ月でこらっしゃったですけど、ヘルパーさんがそれを根気よく続けてくれたお陰で、そのあと二年五カ月生きてくださった。最期は半固形食を自分で食べられよったですよ。たんがくで、今のところ延命の最長記録ですよ。

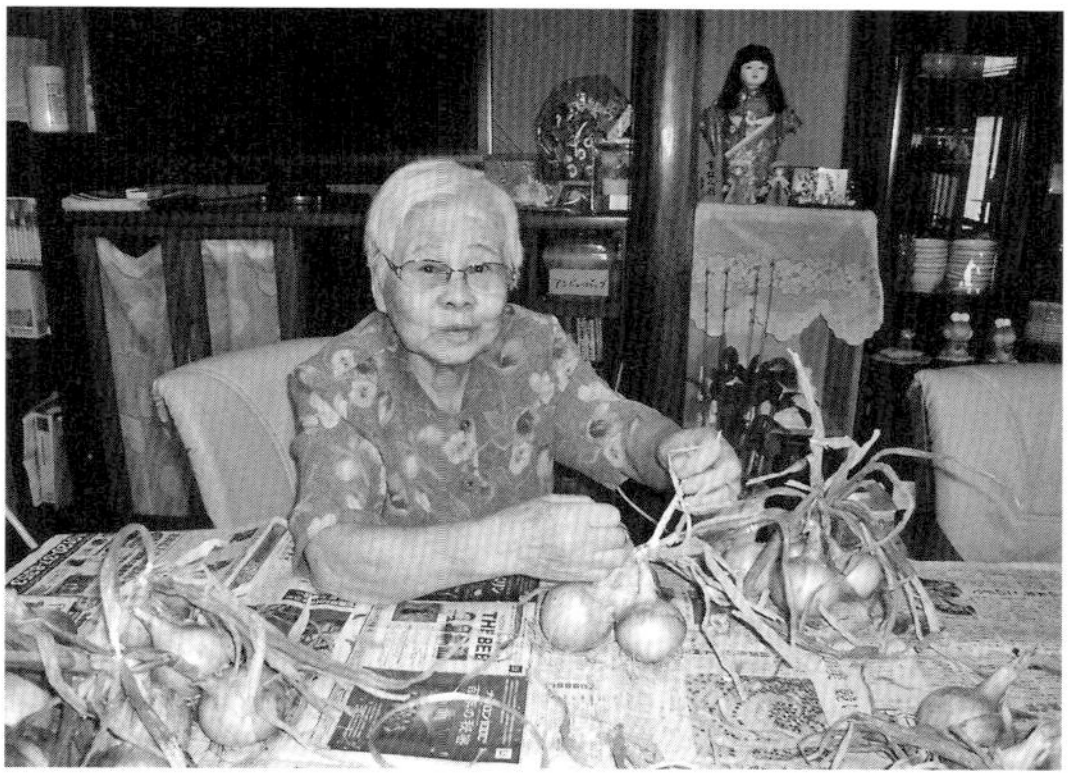

収穫した玉ねぎを軒下に吊るす準備をする利用者

かかりつけ医の先生が「今、この人がここで座って食べよることが不思議だ」って驚いておられた。医療データは無茶苦茶厳しいんですよ。

そういうケアがたんがくなんですね。

うちは条件が厳しい方がたくさんいらっしゃいます。脳梗塞の後遺症から胃ろう設置になって、老健施設から来られた方が二人おられたんですよ。その方たちはずっと寝かせられていたから、足の関節が伸びて立つことができなくなっとったですよ。かろうじて座ることはできたですけどね。

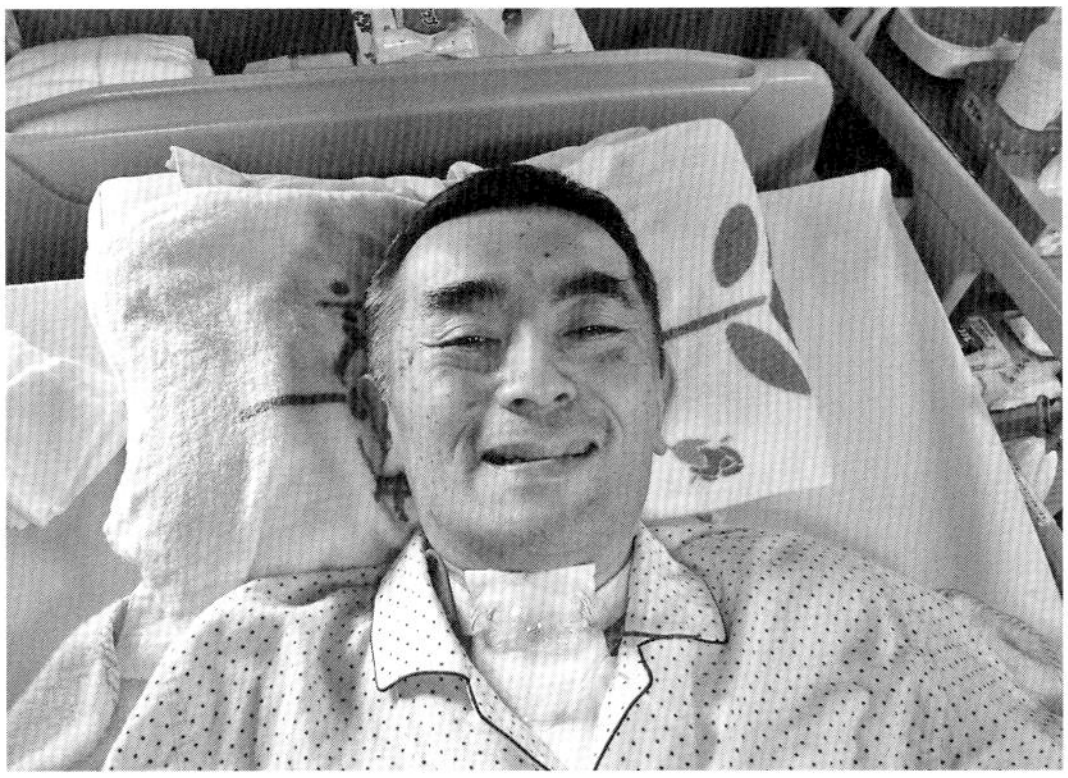

たんがくは若い方でも医療ニーズの高い方が多い。中村弘一郎さん。厳しい状態でも、すてきな笑顔をみせていただける

なんとか口から食べさせたいって飲み込みの評価をしてですね、嚥下訓練をしたとですよ。毎食やったんですよ。そうしたら、さっきのおじいちゃんと同じように半固形物が食べれるようになったとですよ。それに伴って、表情や十分じゃないけど言葉も出るようになった。娘さんが、こんな母にもう一度、会うことができるとは思わんかったって泣いて喜ばれたですよ。

そんなお年寄りのお一人が、この前、お誕生日会で「ハッピーバースデイツーユー」ば英語で歌わしゃってですね。「うわー、アメリカ人にならっしゃった」って、スタッフがキャッキャ言うて、大喜びですよ。

たんがくは前に言ったけど、医療ニーズの高い重度の方が多いから、看護を手厚くしてますよ。本当に難しいケースをお引き受けしている。でも、日常の生活を支えてくれているのは介護スタッフなんです。地道な努力をして、住人が少しでもクオリティの高い生活を送れるようにしてくれているのは、介護なんですね。暮らしを取り戻す、お手伝いをするのは介護ですよ。

最期の居場所

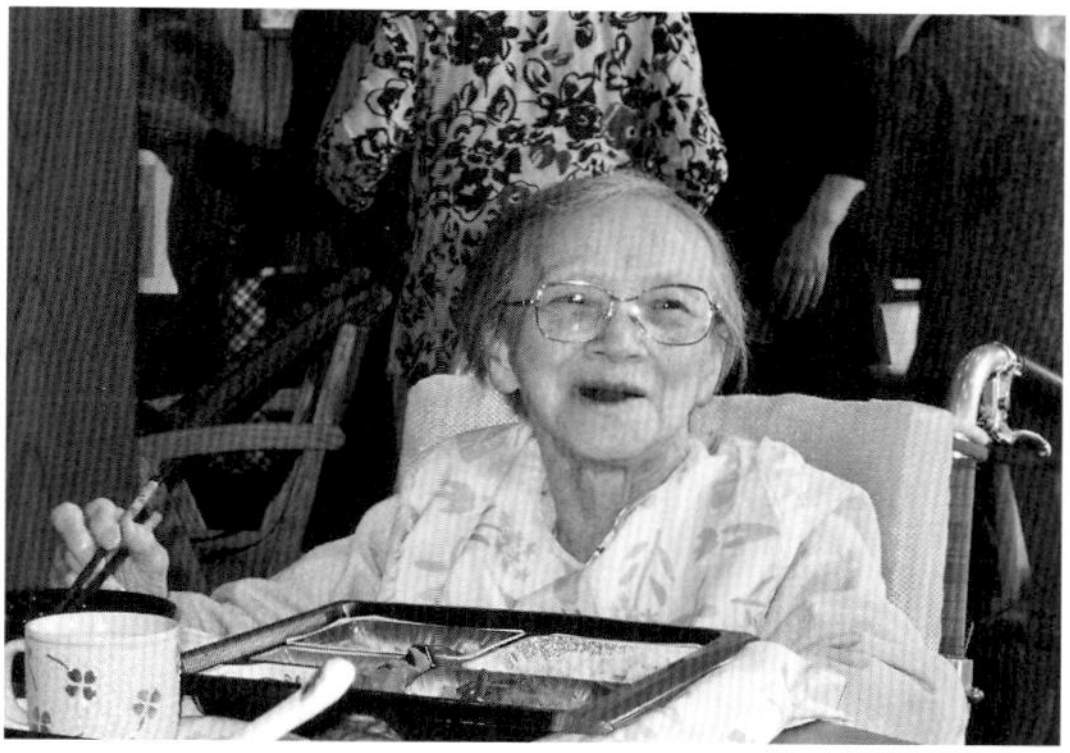
今日はお弁当。美味しい笑顔

とも暮らしの人々

暑かですねえ。今年はちょっと異常。三十五度とかふつうですもん。久留米は日本一になったとですよ。今年、猛暑日が日本で一番多い町って。高齢者はたまらんですよ。熱中症だけじゃない。暑さにやられてしまいますよ。食欲もなくなる。

さっきね、ちょうどご家族の方が帰られたところですよ。このあいだ看取ったおじいちゃんの奥様、八十二歳ですよ。「こげな暑かときにわざわざ来らっしゃれんで、どうしてもと言われるとやったら、秋になってもう少し涼しくなってにしてください」って娘さんに言っとったとですけどねぇ。「母がどうしてもって聞かんから」って娘さんが連れて来らっしゃったとですよ。

「こんなに皆さんによくしていただいて、おじいちゃんは幸せでした。この感謝は決して忘れません」って涙を流して、お礼を繰り返し繰り返し言ってくださるとですよ。

うれしかったですねえ。「こちらこそ、いいお看取りのお手伝いをさせていただいてありがとうございます」ってご挨拶したとですよ。

今まで看取った方の数？　四十四人になりますかねえ。

孤独にしない

最初のお看取り？　木村先生（仮名）ですよ。久留米市内の大きな病院の院長先生だった方ですよ。何回も骨折され、認知症もあって、ご自身が建てられた病院におられたんだけど個室で一人っきりになることが多くて、今、院長をしておられる息子さんのご希望でたんがくに来られたんですよ。

現職中はまわりにとても厳しい方だったようですけど、ここにおられたときは、穏やかな紳士でしたよ。私たちは一人にしませんもん。先生、先生ってお声をかけるでしょう。ここの「とも暮らし」にすっかり馴染まれて、母屋の和室のリビングで皆さんと一緒にお食事をされたり、くつろいでおられるときは、一家の主人のようでしたよ。

「ぼくはねえ、ここに来ていろいろ振り返って考えることができた。神様からすてきな時間をいただいたと思っているよ」っておっしゃったことがある。すごかでしょう。認知症の人は二十四時間認知症じゃない。本当にそうなんですよ。孤独が、認知症を進ませるんですよ。

ボクシングジムの顧問をしておられたから、お部屋の壁にはボクシングジムの選手たちのポスターが貼ってあったですよ。懐かしかですねぇ。ここで穏やかに逝かれました。

とも暮らし

思い出すと「母屋」で看取った方がどうしても先に浮かびますねえ。たんがくで最初にとも暮らしをされた方。始めたばかりのたんがくを選んできてくれた方たちですからねえ。地域の方ばかりですよ。

とも暮らし?

これは、ホームホスピスの大切なキーワードですよ。明治大学建築学科教授の園田眞理子先生と高齢者住宅財団の理事長の高橋紘士先生の対談の中で出てきたことばなんですよ。

ホームホスピスの基本的なかたちは、一軒の家に五、六人の方が一緒に暮らす、そこに住民の日常の暮らしのケアをするスタッフが入り、介護保険が使える部分は使って(フォーマル)、それ以外の時間はインフォーマル、つまり在宅で家族がするケアを家族に代わってスタッフがする。暮らしのケアをするとですよ。

一つ屋根の下で、入居者の皆さんがともに暮らす、たまにご夫婦で入られることもありますが、たいていの場合、人生で関わることがなかった人たち同士ですよ。長い人生の終わりに、それぞれの経緯でたんがくの家に入られ、生活空間をともにされる。そこに不思議と互いを思いやる、べったりじゃない

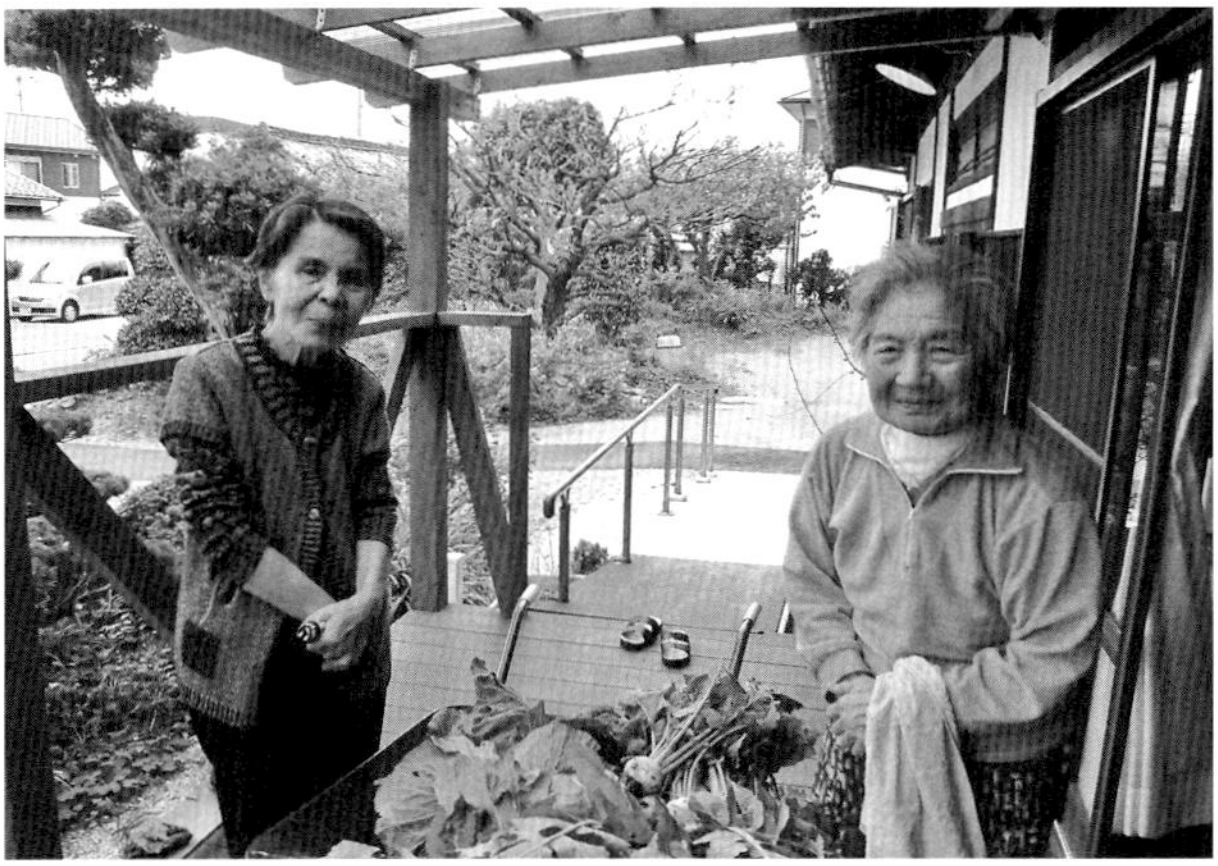

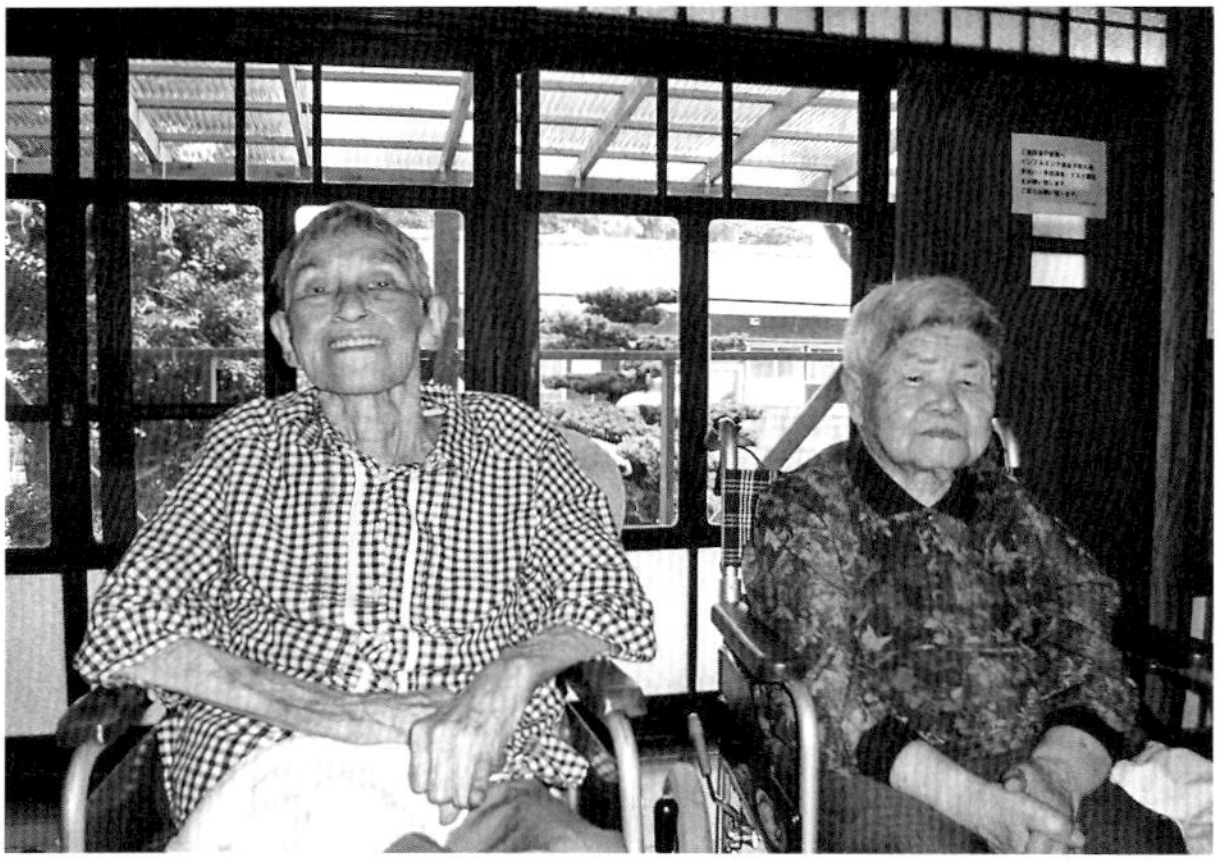

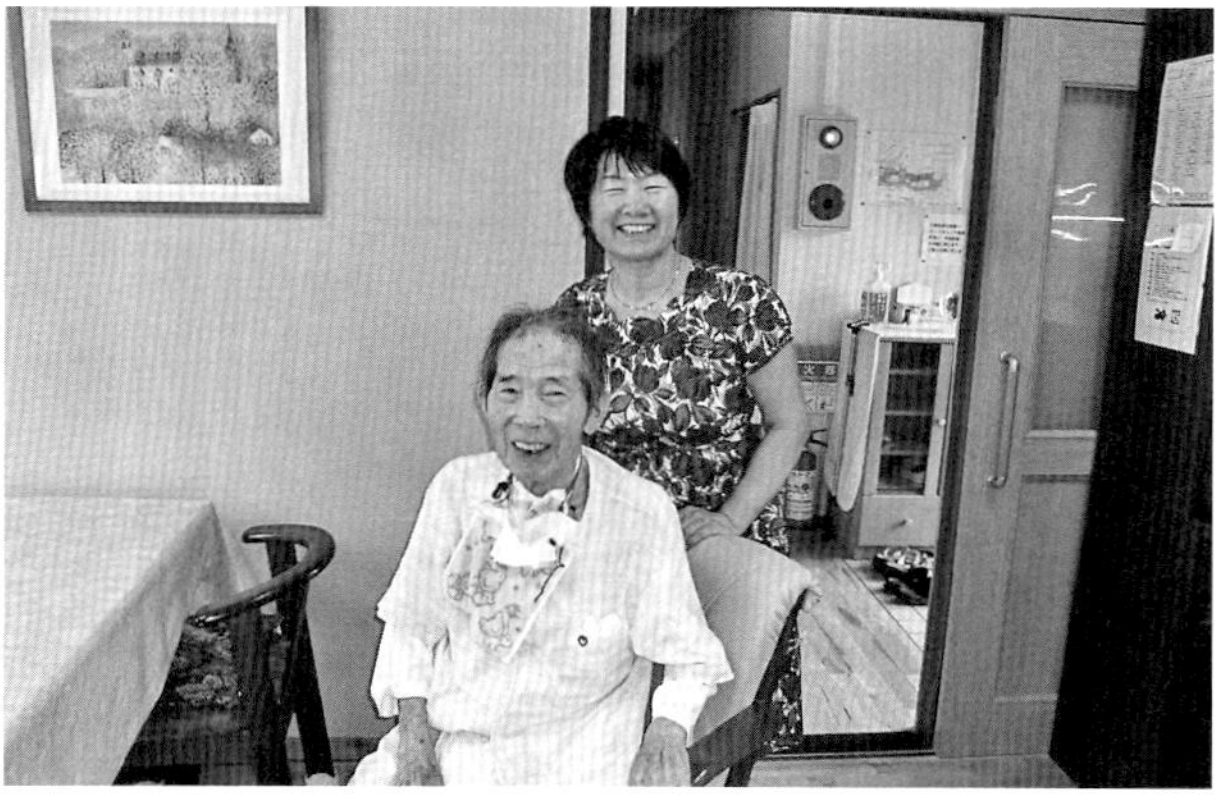

ですよ。でも、緩やかに互いの存在を認め合い、気遣いが生まれてくるんですね。スタッフもそうですよ。自分の身内のごたる気持ちが芽生えてくるんですよ。でないと、たーだ仕事で、添い寝とかできませんよ。休みに旅行に行っても、「甘いものが好きやけん、これ、ばあちゃんに買って帰ろう」とかですね。

そうした暮らしを、「とも暮らし」と言うのだと思いますよ。

私は、この本を『三とも物語』にしようと思うとったとですよ。ともは「共」でしょ、友だちの「友」と最期までそばにいて伴走する「伴」。ダメ？　売れない？　わからん？　そう？

ヒメさん

ヒメさんと房子さんはいっつも一緒におらっしゃった。全然、それまでは互いに知らんかったとですよ。ここで、友だちにならっしゃった。

ヒメさんはアイドルでしたよ。乳がんの末期でバリバリの認知症、乳がんが皮膚の表面に出てカリフラワーみたいになって大変な状態だったですよ。

最初、来られたときは不穏で、見える範囲の人がみんな泥棒だったんですよ。眉間に深ーいシワが寄ってねえ。夜は不穏状態でおらばれる（叫ばれる）でしょう。だから、「今日は一緒にねんねしよう」って添い寝してた。「もうちょっと向こうに行かんね。昨日はドーンと落とされたよ」ってそんな毎日ですよ。うまくケアできてだんだん落ち着いてこられたんですがね。

夕方になると「帰る」って言われるんですよ。だから、「今日は、ここを探検しよう」って。私が一緒に家中を歩くんですよ。

「ねえ、高級和風旅館のごとしとるでしょうが。お風呂ば見てください。温泉の素を入れるけんが、温泉のごとしとる」。「せっかくやけん、入って行ってください。さっき、息子さんにお電話したら、『今日はそこでお世話にならせてください』って言わっしゃったですよ。明日、私が送るから。『ご飯も食べて、お風呂も入って、ゆっくりそこでお世話になって、明日、帰ってこんね』って言いよらっしゃったよ」って。息子さんの言うことやったら聞かれるけんですね。

ヒメさんはなんでも「のうなった」(なくなった)があるんですよ。で、毎日夕方になると、衣類やタオルなんか三つくらい風呂敷に包んで帰る用意をされとるとですよ。で、食事をして部屋に戻ってくる。認知症で短期記憶がないから、帰ってきてお部屋に荷物があると、「こりゃなんじゃろか?」ってことになるやないですか。だからその度に「これ、さっき息子さんが持ってこらっしゃったとですよ。開けてみましょ」って包みをほどくと、自分でつめたお気に入りの洋服ばかり出てくるやないですか。「あらあ、これ大事なものやないですか。なおしときましょう」ってタンスに戻すんですよ。それの繰り返し。

でも、可愛い方でしたよ。「ヒメさん、おいくつ?」ってスタッフが訊くでしょう。そしたら、はにかんだようにして「二十二」とか答えてくれて。アイドルでしたねえ。

夫婦

ヒメさんとよう一緒におらっしゃったとが房子さん。数カ所ががんになっておられたですよ。認知症もありました。

はじめ、ご主人と一緒に入居すると娘さんから聞いとったとですけどね。ここに来る前日に、ご主人の状態が悪くなって、急遽入院。それで、房子さんだけ先に入居されたとです。

で、数カ月してご主人が退院してここに入居されるごとなって、その話を房子さんにしたら大変でしたよ。「なんで私があの人の面倒をみなければいけないんですか」って、もうすごかったんですよ。

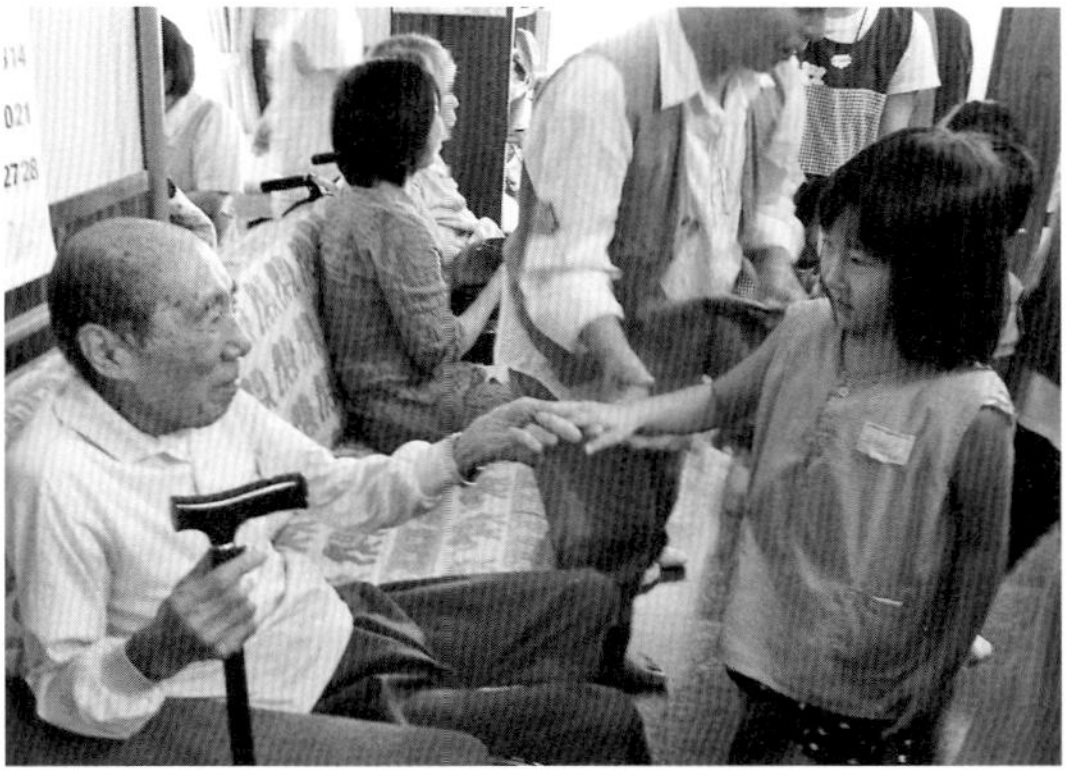

「こんにちは」保育園の子どもたちの訪問

それまで積もり積もった恨みつらみがばっと出てきた。

自分は市会議員をしていた舅と同居していたって。一日に五十人もお客さんがみえて、その度にお相手しなければならなかったって。大きなお屋敷で、お客さんに出す器もそれぞれ違うんですって。

夫は役場勤めで、週末はお客さんを連れてきて徹夜で麻雀。それも舅の票になるから、お茶や夜食を出して接待しなければならなかった。だから、たった一人の娘なのに授業参観もいけなかったし、運動会も行ったことがなかったって。そこは全部、自分の代わりに夫が行っていた。娘と一緒にデパートで買い物をしたこともなかった。娘に必要なものは、舅が全部買ってやっていた。

娘さんも、自分もお母さんと買い物に行きたかった。でも、おじいちゃんの面倒をみるばかりで一緒にどこにも行ったことがなかったたって。

そんな思いをして、「もう一生分も尽くしています。なんで今更、あの人の面倒をみなきゃいけないんですか。主人は自分に負担ばっかりかけて、いいところばっかりとって。自分は母親らしいことは何もできなかった。これ以上、私があの人にどんなことをすればいいんですか」って。もう、すごい剣幕ですよ。そこには認知症も何もない。

私たちは、どうしよう、どうしようって。ご主人は退院する。もうあまり長くなかったからですね。それで、一計を案じて、「じつはご主人が近くの病院に来てあるんですよ。お見舞いに行きませんか」くらいから誘って、何回か行くうちに「どうも主人が近くに来ているみたい。でも、私はみたくない」の一点張りですよ。

とうとう娘さんが「お父さんの命はもう長くない。嫌だろうけど、一緒に居てちょうだい」と言われて、そしたら「仕方ないわね。私はみないけど、ここの皆さんがみてくれるだろうから」ってどうにか了解されて。

生きてきたように

でもこれがお医者さんがみえると、ころっと変わるんですよ。昔とった杵柄、お客様じゃないですか。診察の間は横におられて、診察がすむと「今日は、どうもありがとうございました」って丁寧にご挨拶される。スタッフに「お茶をお出しして」って言われるんですよ。スタッフも「お帰りになりますから、ご挨拶を」って言うでしょ。房子さんはちゃんと挨拶なさって、訪問医の先生を表まで送られる。それが自分の役割と思っておられるから。

どれだけいろんな思いがあろうとも、今までやってこられた生活を大事にしておられましたね。自分しかできないことだと思っておられるから。そうすると、生き生きとしてこられる。大きなお屋敷の奥様に戻られる。結局、人は生きてきたように生きるとでしょうねぇ、たとえ認知症があっても。

ご主人はここに来られて約二カ月で亡くなられましたよ。房子さんはご主人が亡くなられて二年後、亡くなられました。

その時は、イレウス（腸閉塞）のために、就寝中の突然の嘔吐で重症の肺炎になられて、緊急入院をされたんですよ。でも、房子さんは「ヒメちゃんのことが心配。早く帰らなきゃ！」って言われて、ご家族も「助からない命なら、たんがくに帰してやりたい」と病院の主治医に言われたんですよ。でも、「こんな重症の人を動かしたら、途中で息が止まりますよ。誰が責任をもつとですか」って言われて。

そのとき、たんがくで診てくださっていたかかりつけ医の先生が、「私が責任を持ちます」と言われて、房子さんはヒメちゃんのいるたんがくに帰ってこられたんです。

房子さんは帰ってきて三日後、お孫さんのフルート演奏を聴いて、みんなにお別れをして逝かれたんですよ。本当にいいお別れやった。

和みのとき

たんがくでともに暮らすの人たちは、歳の差もあるし、病状の重い人も軽い人もいらっしゃる。でも、それでギクシャクしたり、困ったりすることはあまりないですよ。

七十代半ばのがん末期の女性がおられたんです。もう、動けないからじっと寝ておられた。ご本人も最期が近いことはわかっておられたと思いますね。その方のお部屋を、百三歳になるとも暮らしのおばあさんが訪ねてみえたそうですよ。ご高齢で認知症がありましたけど、足腰は丈夫なんですよ。

そして、「あなた、寝てる段じゃなかですよ。寝てばかりいたら足腰が弱りますよ」と励まされたそうです。親子と言っていいほどの歳の差ですよね。

そのことを、あとからその末期がんの女性から聞いたんですけどね。「私はもう起きれんけど、あのおばあさんにそう言われたときは、自分が病気じゃなかごた気がした」って楽しそうに話してくださったんですよ。

自分は、七十代で死んでいく、でも百を過ぎた認知症のおばあさんが心配して忠告してくれる。そこに皮肉ではなくて、ユーモアの入り混じった和やかな空気が流れているんですよ。

ホームホスピスは、利用者を暮らしのなかにお迎えするんですよ。そして、最期まで暮らしのなかで

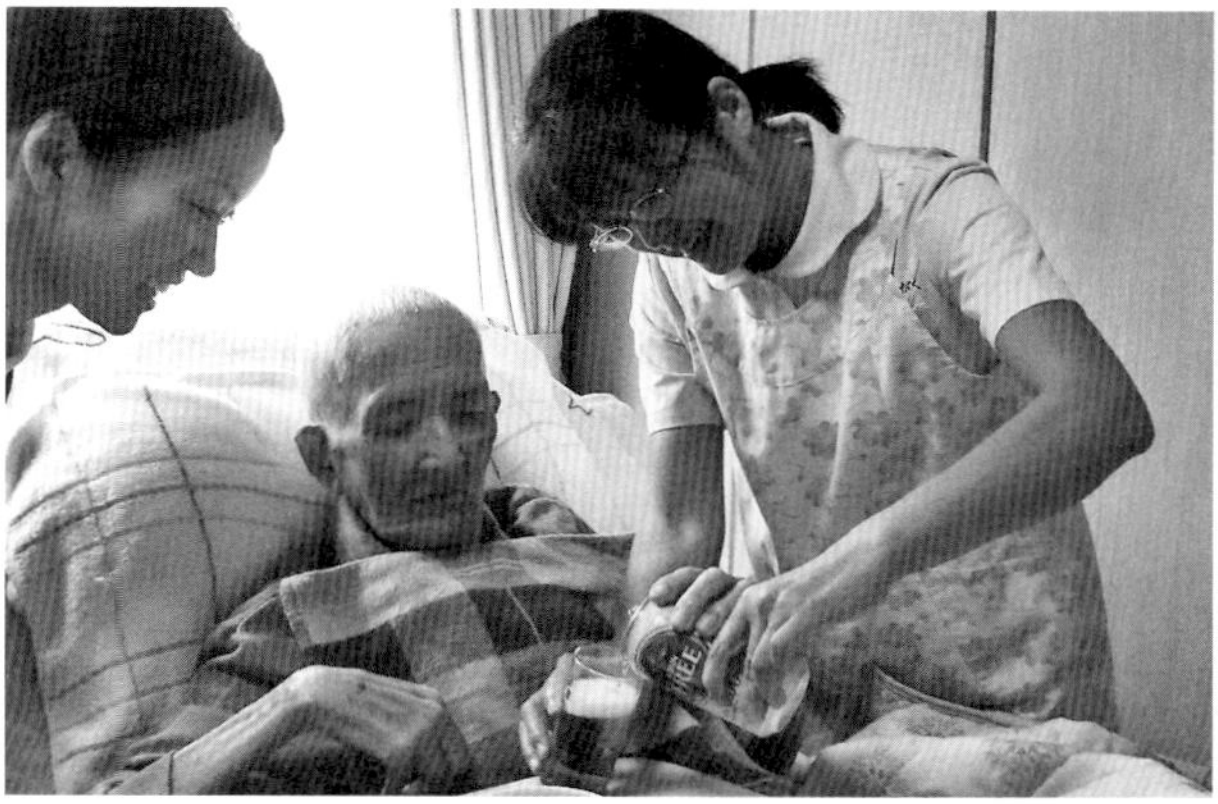

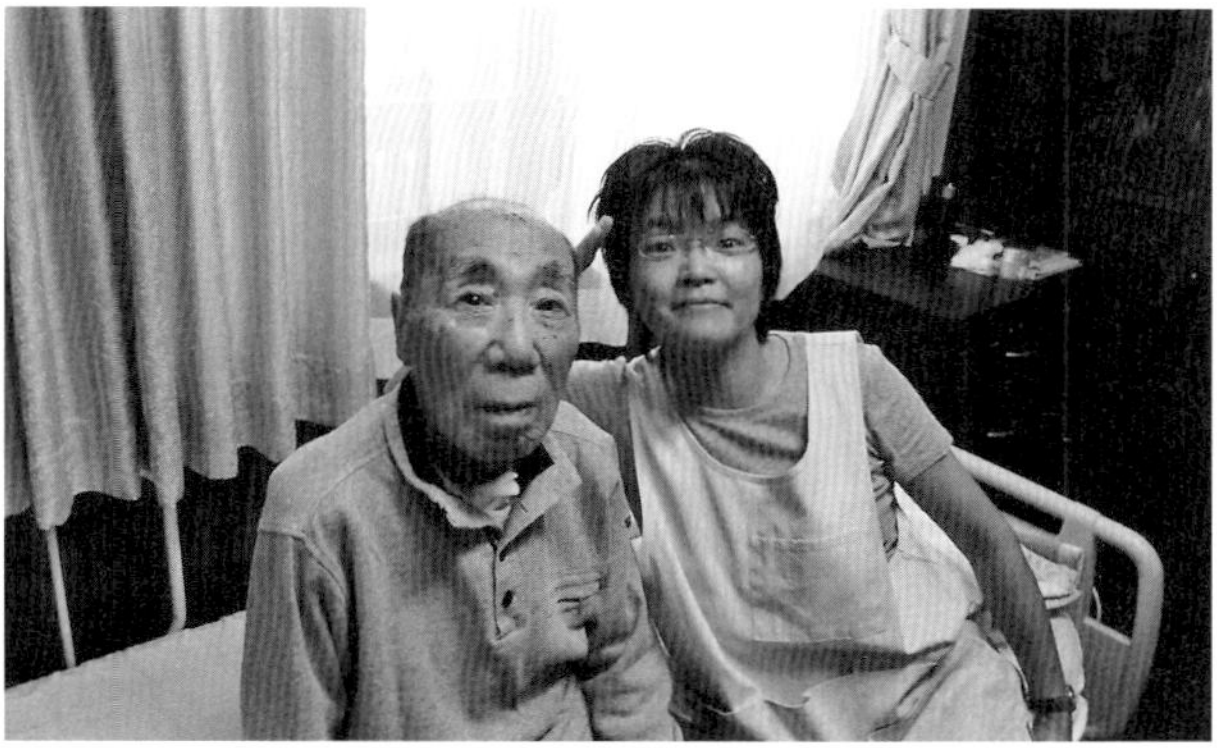

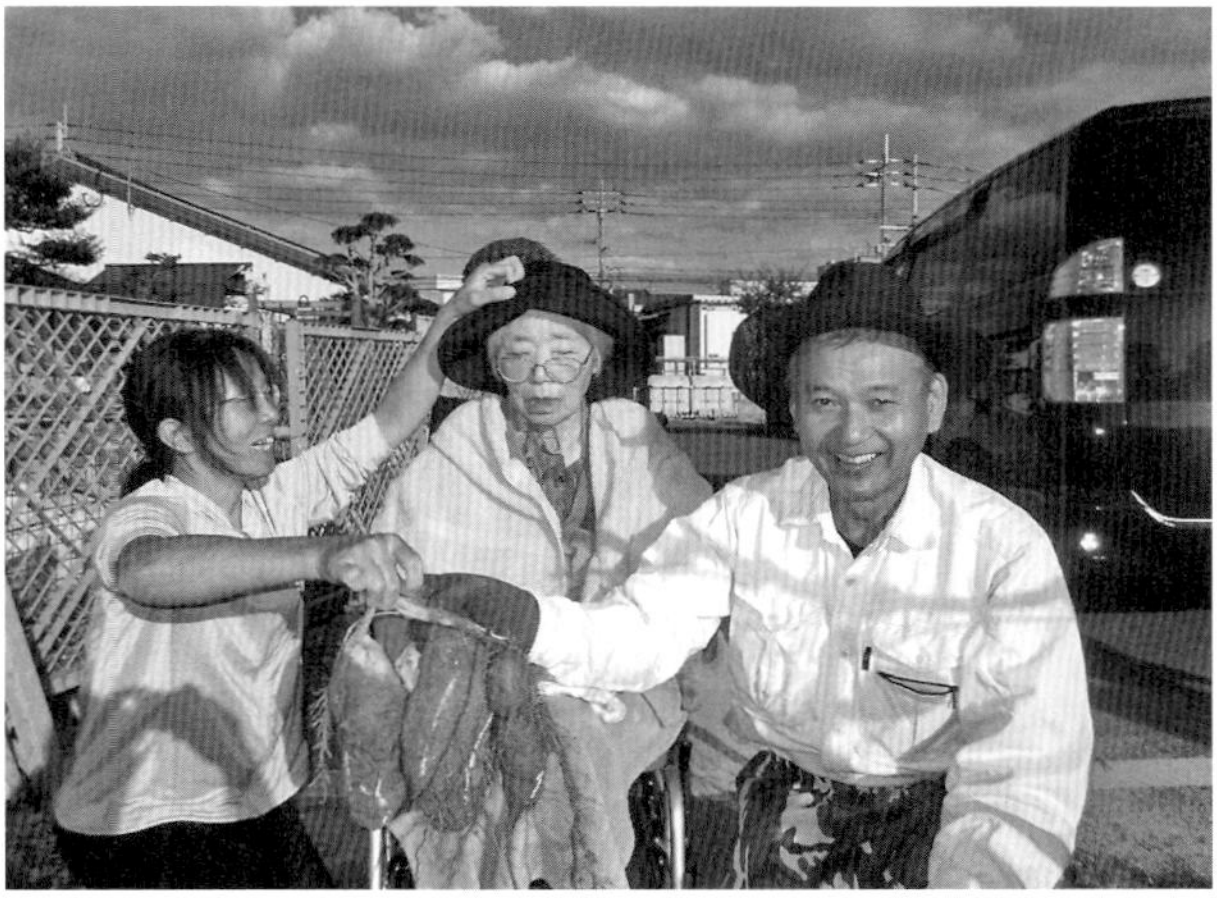

生きていただく。ご本人はもう動けなくなっても、家の中では日常生活がつづいとって、目が見えんくなっても、横になっとっても光が感じられる。人声や生活のざわめきが聞こえる。匂いがする。その延長線上にお別れがあるんです。

看取りのとき

十二支のタペストリー

昨日は、「お隣」の住人だった方のお葬式だったんですよ。

この方も最初来られた時は大変だったんですよ。不穏がつづいとるときは、スタッフがベッドに一緒に入ったり、「抱っこして」と言われたらこうして抱いて、頬ずりしたりねえ。乳がん末期だったんですけど、がんが皮膚に出ていてね。

でも、可愛いおばあちゃんやった。オシャレさんで、毎日きちんとお洋服を着替えてね。それこそ亡くなられる四日前くらいまで着替えて居間に出てきて、もう何も食べれなかったけど皆さんと一緒におられた。うとうとしながらね。胃ろうがあったりＩＶＨを入れたりして、医療ニーズも高かったですよ。九十二歳でしたかね。

この方が手の利いた方で、手芸がお上手なんですよ。端切れで縫った十二支のタペストリーを部屋に飾っとらっしゃったですけどね、それがまた、よう出来とって。

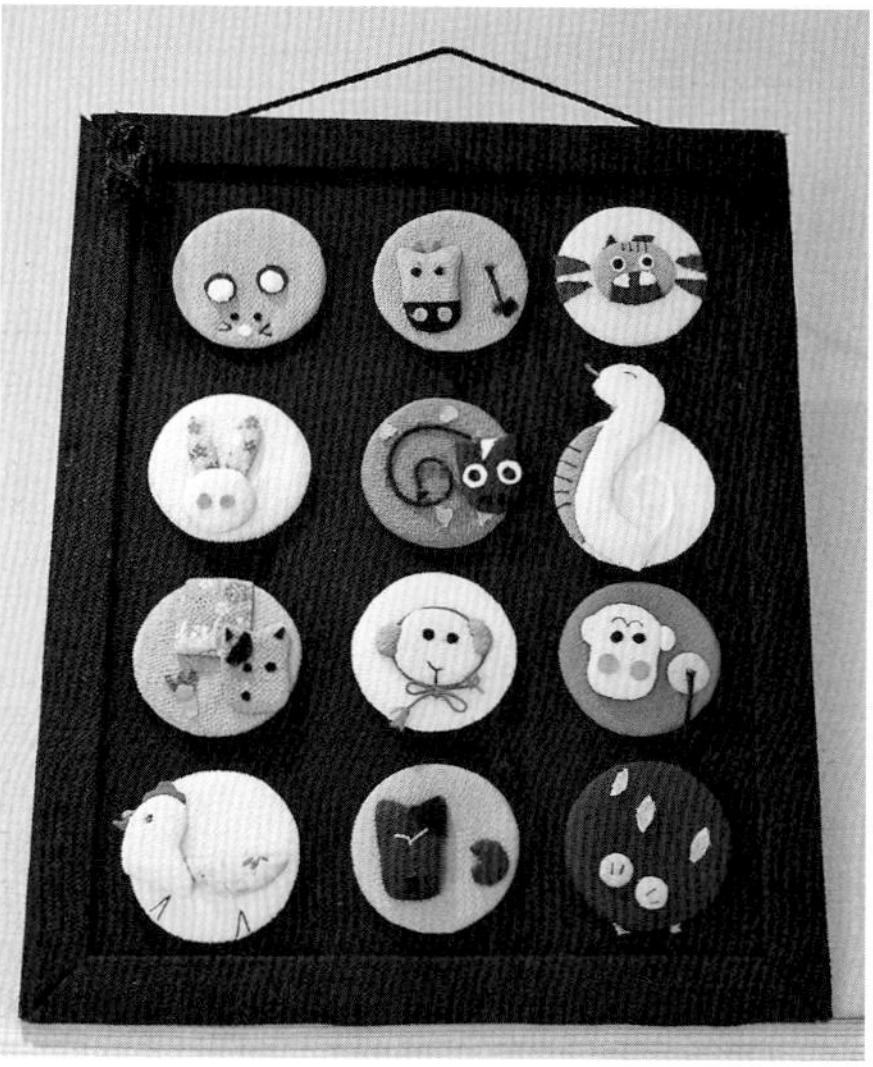
十二支のタペストリー

去年、ホームホスピスの全国合同研修会の時に美婆会が自作のミュージカル「十二支物語」を披露するって言われたとき、そのタペストリーば「貸してもらえんですか」って言ったとですよ。展示したいけんって。そうしたら、やらないかんと思われたらしくて、悩まっしゃってですね。私はそげなこと知らんもんやから。「いやあ、貸してもらうとですよ。皆さんに見ていただきたくて」って言ったら、ほっとして、うれしそうに貸してやらっしゃったとですよ。

がんの末期で酸素をしていたんだけど、下顎呼吸になったらもうしとう意味がないからですね、呼吸が楽になるということもないし、主治医が「外しましょうか」って言われて、「家族の方が外してください」っておっしゃったんですよ。それは、私、重要なことだと思うんですよ。

統括があとから、あの時に家族に外させたのは間違いじゃないかって心配して言いに来たんですけど、「そうじゃない。先生は、あの時、家族にこれでお別れよって告げられたとよ」って。私は素晴らしいことだと思った。先生がそう言われて、家族も納得されて酸素を外して、二時間もしないうちに亡くなられたんですよ。

今、十二支のタペストリーは「お隣」に大事に飾っています。

ホームホスピスは、最期まで生きる家、それは看取りの家ということでもある。でも、看取りは家族がされるんで

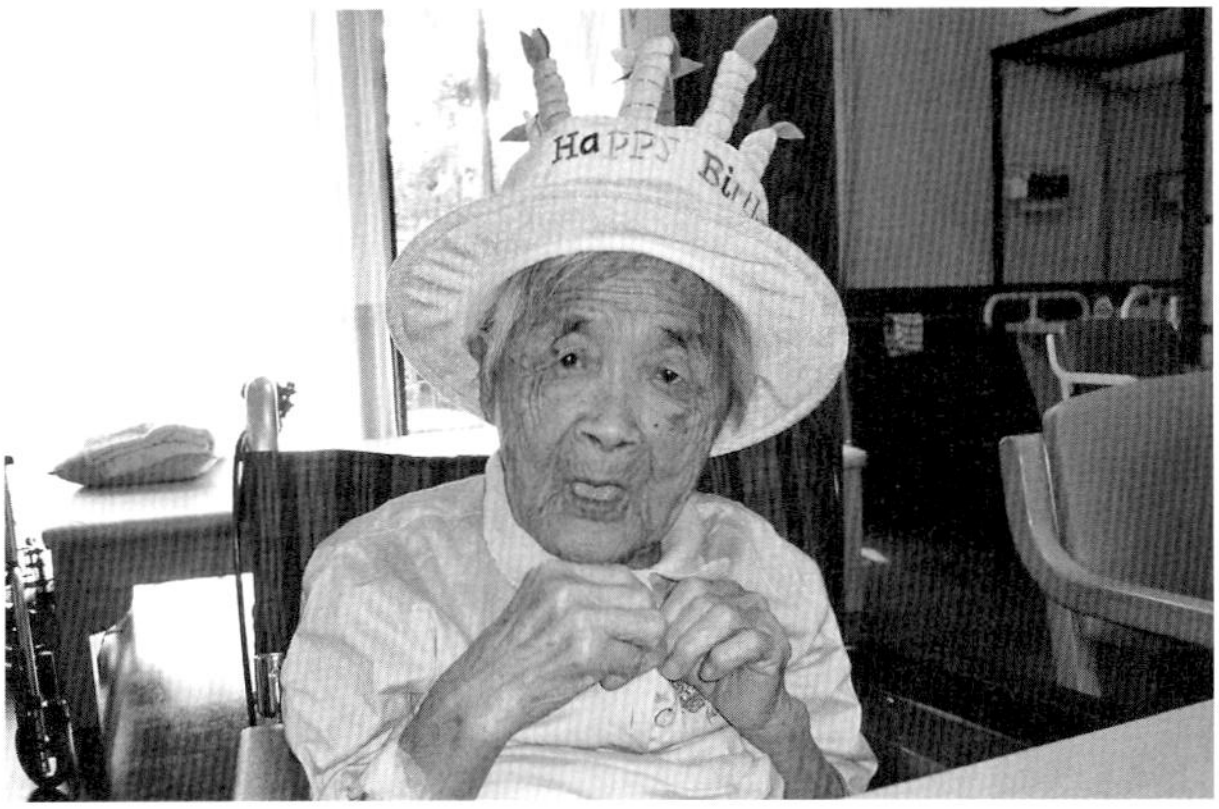
Happy Birt

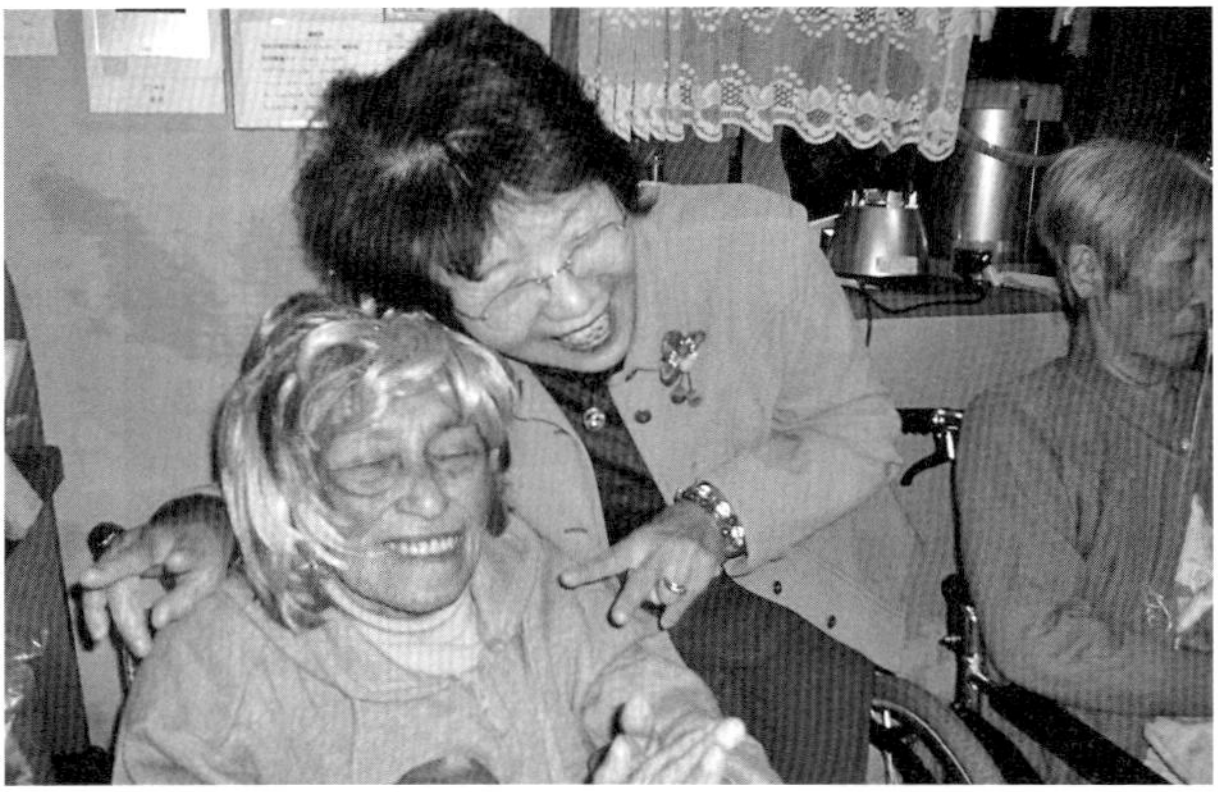

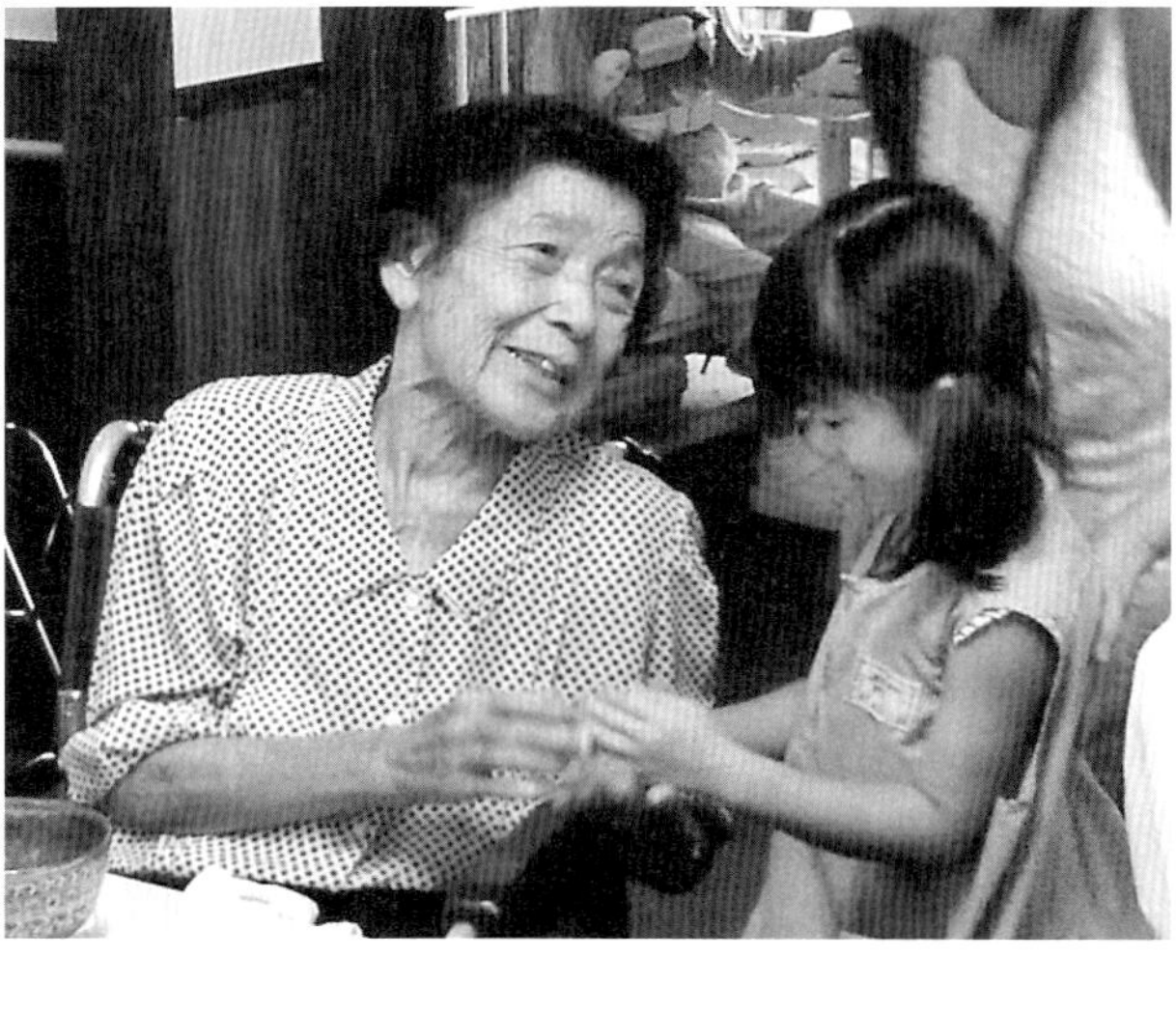

すよ。私たちは、一歩後ろにいてそれをお手伝いするんです。統括は優秀な看護師やけん、医療者として最後まで責任を果たさなければいけないと考えとったとでしょうね。

家族に看取られて、すばらしい最後だったと思う。

逝くときの歌ば決めたばい

忘れられん人はいっぱいおらっしゃるですよ。逝くときの歌ば決めとった人がいたですよ。肝臓がん末期で、余命二カ月で病院からうちに来らっしゃった男性。九十二歳でしたかね。豪快なじいちゃんでねえ。

「八十までバイクに乗り回しよった！　遊びという遊びは悔いのうしたばい！」と末期とは思えん声量でですね、朝から晩までようしゃべらっしゃった。謡曲の師範でしたからね、ホンモノですよ。ことあるごとにお謡いを披露してもらいよりました。

それでも末期は末期やったけんが、全身状態が徐々に悪うなってきて、ときどき激痛がともなってきて腹水は溜まるし、貧血も進行しよった。症状コントロールがむずかしかったですよ。

そんなでだんだん元気がのうなって、話すことも少のうなってこらしゃったとですけどね。そげな呼吸の苦しい中、私を見て「逝くときに歌う歌ば決めたばい！」と言わっしゃるとですよ。

私は「そんなら、私は送る歌ば歌おね。久留米音頭がよかね。練習しとこか！」

横におった看護師がびっくりしてね。脈拍は一四〇、不整脈も出とるでしょ。心房細動、心停止もありえますよ。酸素吸入はしとったですけど、ＳＰＯ２（経皮的動脈血酸素飽和度）は九二もなかったから、「歌を歌うなんて！　心臓がとまりますよ、やめてください！」ってあわてて止めに入った。私はご本人に、「みんなが心配しよるよ。どげんする？」と訊いたら、すぐに「歌うて心臓が止まるなら本望！」って。そして、ホントに歌われた。

そしてね、「この歌ば覚えるとに金がかかっとると。なんでこの歌ば歌わんで、お浄土に行かりょうか！　あたしゃ、そにゃどまぐれとったばってん、女には手ば出しきらんやった。母ちゃん一筋やった」とカカと笑わっしゃったですよ。

ン？　ラブソング。なんかシャレーた外国の歌ばうたわっしゃった。

次の日、息子さんが来らっしゃったけん、この話をしたら、「母に苦労ばかりかけていた親父しか知らんかったが、そげなふうに母のことを考えていたとは……。ここで、自分の知らない親父に会えた」って声ばつまらせておられたですよ。

私が出張で留守するって言いに行くと「今日は、どこの？」って訊かれる。「あちゃ、東京！　間に合わんか知れんの！」、「帰ってくる時は下りやけん早かよ。ゆっくり待っとって」って言ったら、「そうの！」って笑われよった。

余命を二カ月延ばして、笑みを浮かべ静かに逝かれたですよ。

「雨が降ろうが、嵐が吹こが、酒のみに家に帰るばい！」

こげんして話し出したら、次から次にいろんな方のことを思い出しますね。

ああ、幸太郎さんのことは話しとかないかん。この方は上村座の利用者やった。大腸がん末期、余命一カ月でこらっしゃった。家族は家でみたかばってが、家業があるし、病状が不安定やったから上村座に長期の宿泊を希望されとった。

一代で家業を久留米一にした苦労人でしたよ。ご家族にもスタッフにも厳しい顔で「テレビはもうちょっとこっち！　ここには、これとこれを順番においておく！」とやかましく言うじいちゃんでしたね。八十三歳やったかな。

このじいちゃんを、夕方五時になると長男の嫁が迎えに来られる。どげん雨が降ろうが、雷が鳴ろうが毎日来られる。じいちゃんは、酸素ボンベを引いて、ＩＶＨの点滴台を持ってヨロヨロと軽自動車に乗って自宅へ帰られる。自宅は七、八分のところでしたがね。自宅では、大好きなお酒を二合飲んで、お医者さんは多すぎるって言わっしゃったですけどね。ご本人は気分よく上村座に帰って来られて熟睡されるとですよ。アルコールのせいで痛みの閾値が上がるとですよ。

ある時、雨はドシャ降り、雷ががんがん鳴ってからですね、心配やったけん、「今日はここで飲まれてください」とお嫁さんに言ったんですけどね、どうしても連れて帰ると言われる。

「家業があるけんが、じいちゃんの面倒がみれません。でも、連れて帰ると家族みんなが、じいちゃんに手を貸します。日ごろはなんもできんでも、なんかしようごた気がする」って。

このじいちゃんが色白のよか男ですよ。それがポーッと赤うなって、ニコッとして「美味い」って言ってくれるって。上村座の「萬屋」さんの部屋におらっしゃったけど、錦之助さんよりよか男でしたよ。その笑顔を見たさに連れて帰りようとですって。えらい嫁さんやった。久留米一の嫁さんやった。

いつも五時に迎えに来て、八時くらいに帰ってこらっしゃる。病院に入院しとったら、毎日、一杯ひっかけに自宅に帰るとか夢のまた夢ですよ。

ご本人は「まだ、飲めるから死なん」と思っとらっしゃったですけどね、肺炎をおこして緊急入院されて逝かれた。余命を三カ月延ばして逝かれた。

家族の思いやりが、足元も覚束ないじいちゃんを支えたとでしょうね。酒は百薬の長やったとかもしれん。もう一回帰ってきてほしかったけど、いい最期やったと思う。

たんがく村の夢

「あんたがおって、よかったばい」

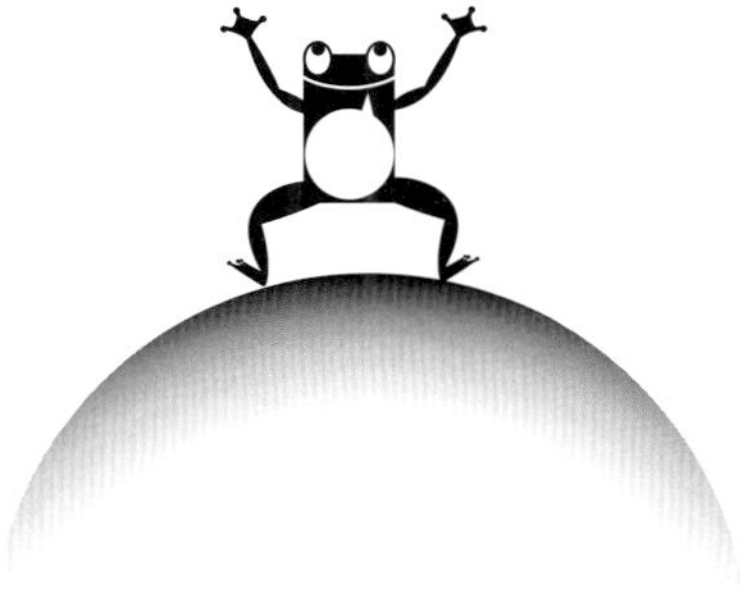

手紙

私の手元に一通の手紙があります。

熊本震災で被災したたんがくの家「母屋」について、たんがく村の行方ついて、中村益子さんが心配して日本財団の会長・笹川陽平氏にあてて認めてくださった手紙です。

私を励まし、勇気付けてくれる大切な手紙です。

前略　ご免下さいませ
まだお目もじもいたした事もない者が大変失礼とは存じますが、どうしても貴方様に御礼とお願いを致したいと思い、筆をとりました。是非、ご一読の程、お願い致します。

早速ながら、私の長男（五十四歳）が五年前より「たんがくの家　母屋」にお世話になっている者でございます。日頃より、ホームホスピスの活動に甚大なるご理解とご援助を頂いている旨、聞き及んでいる私共一同、誠に有難く感謝申し上げております。

「ああ、あんたがおってよかった」とお互いの存在を認め合い、励まし合える地域社会を実現したい、との樋口理事の真直な心情に感銘をいたしました。

我々にも何かお手伝いしなければと入所致して居ります家族の方達、上津町内の有志、上津ふれあい美婆会の面々で、昨年（平成二十七年）二月より、二ヶ月に一回定例会を開き、この施設でもってどの様に社会貢献をして行くのかと、少しずつ固まっているところでございます。

この四月二十一日に「たんがく村　本家」の開所式に当り、色々と案をねりました。

開所式に、日本財団会長笹川陽平様をお迎えできるとのこと、びっくりしました。

早速、上津町内外の有志の方、上津ふれあい美婆会の会員一同で集まり、どのようなおもてなしを差し上げようかと話し合いの結果、久留米の田舎料理、特に（樋口理事お十八番《はこ》の）野菜たっぷりの「だご汁」「がめ煮」をメインに考えました。

福岡の民謡「黒田節」、熊本民謡「おてもやん」、久留米の「そろばん踊り」などけいこをはじめました。

ところが、前代未聞の熊本大震災が発生し、久留米は災害のないところと安心していましたが、震度五の地震にさすがにふるえました。

築七十五年の「たんがくの家　母屋」も梁と大黒柱の間に大きな亀裂を生じ、家は北側に傾き、土壁がベッドの上に散乱、屋根の土も落ちました。

この様な状況で、ホームホスピスとしての役目が果たせなくなりました。

幸いな事に、たんがく村の方は、「お隣」「離れ」などに二人ずつ入所して頑張っています。

私たち世話人一同「地域交流室」中心に色々な方達との交流を楽しみにしていましたが、現在の事を考えると、この部屋にもベッドを入れる事を考えざるを得ないのではないかと。地域の方には、今暫くお許しを願う様にと話し合って居りましたが、この様な事で計画を前倒しにせざるを得なかったとの事。

この様な状況で、樋口理事長も心痛の事と皆、心配しています。我々の様な者が大変おこがましいのですが、どうか日本財団様より、ご理解とご援助の程、お願い申し上げます。

地域の皆様、誰もが「たんがくのあるけん安心」「ここで年がとれる」とその期待は大きいものがあります。

私共「育てる会」一同、近隣の方のトラブル、困り事、又は楽しい話等皆で聞き、少しでも手助けをやっています。これは、私達自身も楽しい活動です。

これからも、身体の続く限り手伝っていきます。

どうかご理解と応援の程、伏してお願い致します。

末筆になりましたが、笹川会長の御健祥と、日本財団の益々の御隆盛をお祈り致します。

かしこ

平成二十八年六月一日

たんがく学を育てる会　中村　益子

日本財団　笹川陽平　様

ホームホスピスの役割

ホームホスピスの展開

今、ホームホスピスが少しずつ全国に広がりようでしょう。たんがくが「母屋」を開いた六年前には全国に十カ所もなかったですよ。それも主に関西から西。今は、北海道も開設準備をしておられるし、東京、栃木、秋田、青森、金沢と東のほうにもできていいます。現在、二十六カ所かな。数としてみればそげんない、大海にそそぐ一滴ですよ。

でもね、ホームホスピスは「家」なんだけど、私たちは社会活動と考えています。だから、数を増やすことが目的じゃない。去年、一般社団法人全国ホームホスピス協会が設立されて、一団体としての活動も始めています。物申す団体として設立されたわけじゃないんですよ。

その地域の風土、文化に根ざして、ホームホスピスの理念をもった「家」が育っていくよう、ゆるい連携の中で互いに支えあって、問題の一つ一つを一緒に検討し解決していく。そういう協会なんですよ。

ホームホスピスは野の花。もともと市民の自発的な意思で、一人一人の志という種から芽生えたもので、その土地の土壌にあって咲く花だから規格がない。制度下に生まれたものでもない。だからこそ、「ホームホスピスの基準」を決めて、理念を正しく継承しようとしているんです。

そんな小さな団体ですけど、今、ホームホスピスは、介護や看護、福祉だけじゃなく、地域包括を推進する行政や社会学や都市工学、建築学などの学術的分野から関心を集めているんですよ。マスコミはもちろんですよ。たんがくにも、視察や取材の申し込みがよくあります。こないだは、韓国からも視察に来らっしゃったですよ。

高齢化と認知症

その背景には、私たちより少し上の「団塊の世代」と呼ばれる人たちが後期高齢者になる二〇二五年が刻一刻に迫りつつあるという現実がある。そこには、いくつも問題が含まれとって、がん対策もその一つ。認知症も大きな問題ですよ。

高齢化に伴って認知症の人が急増しとります。でも、社会の理解がついていっとらん。

今までお話ししたように、認知症と言っても一日二十四時間、認知症じゃないの。そうしたことへの理解も進めんといかんし、認知症の人を地域から排除せずにともに生きる社会をつくっていかんといけない。かといって、親の認知症が進んだら、介護力が弱った今の家族構成では、実際、気持ちはあってもなかなか看きれんですよ。老老介護や、子どもさんがおっても遠くに離れとって一人暮らしという方がたくさん地域にいらっしゃる。社会が抱える大きな問題ですよ。

社会から孤立して認知症がひどくなった親を、家族が困り果てて病院に連れて行ったら、精神科に入院を勧められた。家族が病院に見舞ったら、ご本人が空《うつろ》な表情で天井を見て寝とった。隣のベッドもその隣のベッドもみんな似たような状態で、お年寄りが寝かされている。その姿にショックを受けた家族がホームホスピスに駆け込んできて、入居を申し込まれるという例がいくつもあるんですよ。

ホームホスピスでは、そんな方を暮らしの中に迎え入れて、少しずつ拘縮を解くようにして、固く閉ざしたこころと身体をほどいていく。それは、病院で鼻腔栄養や胃ろうの処置を受けている人も一緒。実際、時間をかけて丁寧にその方の生活を整えていくと、日常生活を取り戻し、表情が戻り、声が出てくるようになります。私たちは、それを実証してきているんですよ。

ホームホスピスのケア、「暮らしを整える」、日常を取り戻すというケアは、実績を上げているんです。そうしたことが注目されている点だと思いますよ。

地域活動の一環としては、たんがくは認知症サポーターキャラバン・メイトになっています。認知症サポーターキャラバンは、「認知症を知り地域をつくる」というキャンペーンで、全国で展開されています。うちも去年はラン伴の中継地点。

ラン伴？　認知症の人やその家族、支援者が少しずつその人が走れるだけの距離を走って、タスキをつないでゴールを目指すというイベント、全国で開かれるとですよ。今年も、たんがくが久留米地区の最終ゴール地点になっとるとですよ。

ダゴ汁やおにぎりを出したり、ランナーの足をマッサージしたりして、みーんなでおもてなししょうと思って。これも、ホームホスピスが地域に向けた大きな役割だと思ってる。

最期まで生きる家

多死社会の到来

でもね、今、こんなにホームホスピスが注目を集めとるとは、地域包括ケアの視点からの関心が一番大きいんじゃないかと思うんですよ。住み慣れた町で最期まで生きるという視点ですよ。

「地域密着型」という文言が介護保険の要項に入ってくるとは、介護保険が始まって五年後。また、私は久留米市の長寿介護課におったですよ。前にも言いましたけど「介護予防事業」を立ち上げるとが私の仕事やった。そこでいろんな職種の人に集まってもらって、みんなで一所懸命考えたんですよ。

介護保険が施行されたというのはすごいこと。でも、財源には限りがあります。介護保険に頼るだけじゃなくて、地域全体で高齢社会に対応していかんとすぐに支えきれんごとなる。

国全体から見たときに、超高齢社会の次に来るのは「多死社会」。人口が膨れ上がった「団塊の世代」が年老いて、当たり前のことだけど、その次に、その方たちが亡くなっていくのを看取らないかんでしょ。病院のベッドは減らす、入院期間も減らす、施設も数に限界があってこれ以上増やさない、在宅は、さっき言うたごと介護力の問題があります。独居や老老介護とか、家族のかたちが変わってきとる。その中で、ホームホスピスが、一つの打開策としてみんなの関心を集めるようになったんじゃないかと思う。地域の中にある「家」で、看取りをするとですからね。

最期まで生きる家

ただね、先日、ある自治体で「看取り対応住まい」をつくる案が出ているという話を聞いたんですよ。たしかに、ホームホスピスは「看取りの家」ですよ。でも、「看取り」を目的とした家ではない。マザーテレサがインドの貧しい人々の最期を看取るために作られた「死を待つ人々の家」とは違う。単に看取りに限定すれば、その時だけ。長くても数カ月ですよ。それだけで保険の点数が取れるんだったら、そうした看取り専用施設のような施設がどっと増える。それはそれで怖いですよ。

でも、ホームホスピスはそうじゃない。最期まで生きていただく、そこまでのホスピスケアが、ホームホスピスの要なんですよ。今まで繰り返してきましたけどね、暮らしの中に迎えて、少しでも日常を取り戻していただいて、ともに生きていただくんです。終わりはいつか来ますよ。でも、それまで少しでも穏やかにここで生きていただきたいんです。

介護保険でも「看取り加算」がつくようになって、介護施設がターミナルケアに取り組むようになるのはいいことですよ。以前はたとえ老衰でも、施設で亡くなりそうになると、救急車で病院に運ぶのが普通でしたからね。

でも、本当に大切なのはそこまでのケアですよ。よいケアをすると、余命一カ月と言われて来られた方が、何カ月も、ときには一年、二年と生きてくださる。ただ、生きるんじゃない。繰り返すけど、まったく無表情だった方が本当にいい笑顔を見せてくださるんですよ。わずかでも自分の口から食べる喜びを取り戻したり、寝たきりの人が車椅子に座ってリビングでみんなの輪に加わったり、立ったり歩いたりするようになるんですよ。

みんながみんなじゃないですよ。でも、寝たきりにしない。一人にしない。最期までよく生きていただく、それがホームホスピスのケアなんですよ。

看取り文化の継承

もう一つ、ホームホスピスが大切にしていることに、「看取り文化の継承」があります。

厚労省の調査では、昭和五十年くらいを境に家で亡くなる人と、病院で亡くなる人の率が逆転したことがわかります。つまり、ここ四十年くらいの間にみんな病院で亡くなるようになってきたとですよ。さっきも話したように「老衰」というような死でさえ、死の間際に病院に運ばれて「急性肺炎」とか「心不全」とか病名がつけられて、病院で医療管理のもとに亡くなる。

「自然死」とか「平穏死」とか聞いたことない?

ホームホスピスの第一回全国研修会では基調講演に中村仁一先生に来ていただいて「自然死」につい

てお話ししていただいたんですけどね、その中で、急性期の病院に長く勤めている医師は、人の自然な「死」を見たことがないという話があったんですよ。

私は堀川病院におったからわかる。病院の使命は第一に救命だから、何かしら延命のための処置をするのは当然のことなんです。だけどその結果、「死」や「看取り」が社会から見えんごととなった。見えないから「死」を軽んじたり、逆に恐れたり、忌まわしいものとして疎んじたりするようになってきたと思うとですよ。

「看取り」はもともと、地域に内在しているものなんですよ。私たちの子どものころは、ご近所のお年寄りが亡くなったと聞いたら、親たちは「ちょっとご焼香させてもらおう」って、日ごろそげん親しくお付き合いしとらんでも行きよったですよ。そして、その家の仏間に寝かせられたお顔をのぞいて、手を合わせよったですよ。霊柩車に乗っていかれよったら、道に出て手を合わせよったですよ。そげんと、最近、滅多と見らんでしょう。人が死ぬということを受け止めていたし、地域住民の当然のこととしてお見送りをしていたですよ。

看取りの風習もお見送りの方法も、地域によって、宗教や文化によって違いますよ。それを尊重する、プライバシーも当然尊重する、その上で、死を隠さない。社会で、地域で共有していくことと考えているんです。「死」が隠された社会はいびつですよ。

ホームホスピスは暮らしの中に迎えて、日常を取り戻していただく。その先に死があるわけで、「暮らしの中で逝く」ということを大切にしているんです。

ホームホスピスの運営

ホームホスピスをつくる前に

各方面の学者さんや行政の人が注目し、テレビや新聞・雑誌で取り上げられるようになると、それを観たり話を聞いたり、ホームホスピス関連の本（『「かあさんの家」のつくり方』『暮らしの中で逝く』『神戸なごみの家の7年』〈木星舎〉など）を読んだりした方が、自分たちも「ホームホスピスをはじめたい」、「自分がずっと思っとった介護が実現できる、看護ができる」と期待をもってよく見学にみえます。熱心に説明を聞かれて、目をきらきらさせて、帰ったらすぐにも取りかかろうという意気込みがこちらにも伝わってくる。

でもね、実際にホームホスピスをつくって順調な運営にもっていくためには、時間もお金もかかるとですよ。周囲の理解と応援は絶対に必要。私は八女で挫折しましたよね、そのあと幸運にも今のところに来て「たんがくの家」を開くことができた。私は本当に幸運やったですよ。

私も宮崎で「かあさんの家」を見学したあと、熱い思いを胸に久留米に帰ってきましたよ。実際、決断は早かったと思う。そして、こういう趣旨で「たんがくの家」を開くとみんなに話し、理解と協力を求めた。行政にいたお陰で病院関係だけに限らず知り合いがたくさんいたから、「ホームホスピスはようわからんばってが、あの樋口さんがするとなら、そげんおかしなことにはならん」と信頼してくださる方が周りにいてくださった。河合先生の大きな支援や益子さんの物心両面での力強い応援もあった。だから、開いてすぐに「母屋」の五部屋は満室になりましたよ。

それでも最初はきつかった。「たんがくの家」母屋だけのときは経営面では赤字だった。訪問看護ステーションを同時に立ち上げとったから、運営を続けられましたけどね。

ホームホスピスは社会活動であって収益を目的にしていない。とは言っても、いいホスピスケアを継続してやっていこうと思ったら、運営面ではすごい努力が必要になる。そこを本当によくわかってないと、思いだけで安易に始めちゃいかんと思う。

運営資金の調達

家が見つかり、スタッフも揃った。地域の人たちの理解も得られて、なんとか開設にこぎつけた。でも、最初の二カ月は介護報酬は入ってきません。利用者の共同生活料以外には収入源はないから、スタッフのお給料とか「家」の維持費とか、そこまでの資金が必要になる。そうした資金面をカバーするには自己資金が必要になるでしょ。私も市役所を辞めたときの退職金という自己資金があったから、「いよいよの時は」って覚悟ができていた。

それから一緒にやってくれる仲間づくりが必要。「かあさんの家」はそもそもホームホスピス宮崎というNPO法人の活動体があって、志をともにする仲間がいた。それは大きかったと思う。

もちろん、中には一人で決然とはじめる人もいるけど、運営資金が厳しい場合は一緒にやろうという仲間がいて、物心両面で手伝ってほしいですよね。

そのためには、自分がつくるホームホスピスの主旨を明確にして、文言にして訴える力が必要になる。「たんがく村を育てる会」のような応援団があれば心強いけど、今はなくても「ホームホスピス〇〇の会」とかつくって支援者を募ったり、ご家族に呼びかけて会員になっていただいたりして、少しでも安定した運営資金を確保することを考えておかないと、すぐに息切れしてきますよ。

それからNPO（特定非営利活動法人）法人格を取っておくことも大事と思う。NPO法人格を取ってもそれ自体で収入はないけど、いろんな助成が受けられるようになりますよ。今、ホームホスピスを支えてくださっている日本財団も、特定営利事業には助成できないの。収益事業を助成する企業や団体は少ないですよ。でも、非営利活動法人だったら、注意して探せば、ネットや市役所なんかに助成金の公募は結構ありますよ。それぞれ目的や主旨が違うから、よく説明を読んで、こちらの目的と相手の主旨に合うものを選ぶことが大事。

申請書を出すのは結構大変だけど、そこはがんばって書いて、一度や二度通らんやっても、めげずに挑戦しつづける。私は役所におったけん、そういうのは得意なほうかもしれん。日本財団、トヨタ財団、NHK厚生事業団……、いろいろ申請して通していただいて、支援を受けてきましたよ。

地域のニーズ

ヘルパーステーションはもちろんだけど、できれば訪問看護ステーションをつくっとったらいいと思う。ホームホスピス一軒だけで運営を続けるのは難しい。そのときに、NPO法人とは別の収益事業を持っていたら、事業体全体としては安定しますよね。訪問看護ステーションは絶対にあったほうがいいと思う。

「かあさんの家」が今、四軒あるけど、三軒になったところから安定した運営ができるようになったと、こないだ市原さんがおっしゃってましたよ。私もそげんと思う。たんがくは今、「母屋」が地震で使えんごとなったから、「離れ」、「お隣」、「本家」の三軒ですよ。「母屋」を開いて二年も経たんうちに「離れ」が必要になったとは、「母屋」がいつも満室で、入居を希望される方に応えられんごとなったからで、「離れ」がなかったら、あんなにご恩のある河合先生の最期をお看取りすることができんかったですよ。

ただ、三軒まで増えるということは、地域に必要があって、求められているからでしょ？　その地域でホームホスピスが必要だからでしょ？

ホームホスピスにふさわしい家が見つかって、一緒にやれる仲間、いいスタッフがそろっても、地域にニーズがなければそこにつくる意味がないですよね。だから、運営面で忘れてはいけないのは地域のニーズだと思いますね。

だって、介護保険や老人福祉事業で特別養護老人ホームはもちろん、小規模多機能型居宅介護サービス、グループホーム、有料老人ホーム、サービス付き高齢者住宅（サ高住）とかいろいろありますよ。金儲け主義のダメなところもあるけれど、いいケアサービスを最後まで提供できるところがどんどんできていますよ。

それぞれ役割があると思う。厚労省が示す認可の条件もいろいろですよ。その中で、地域にホームホスピスが必要とされんといかんでしょ？　自分の熱い思いだけでつくっても、その地域に住む住民が必要としなければ、運営の継続は難しいと思う。むしろ、ホームホスピスのマインドをもって、違う形態の施設を開くほうがいいと思う。

だから、ホームホスピスをつくろうと思ったら、ホームホスピスのことを地域の人たちにわかってもらうことも大事だし、本当にそこにニーズがあるかどうか、予めその辺のことをよく知っておくことも必要じゃないですかね。

たんがくの場合は、周囲に大きな病院が多かったし、久留米は全国でも病院が多いところなんですよ。だから、うちは最初から医療ニーズの高い人とか難しい条件の人を対象にしようと思うとったから、需要はあると考えとったんですよ。

たんがくの夢

学びの館　たんがく楽館

ちょっと見てください。「学びの館　たんがく楽館」で開く講座のスケジュールができたとですよ。定期的に入るとが陶芸教室でしょ、ウクレレ教室、お写経教室、美味しいコーヒーの淹れ方教室、絵手紙教室、それに、美婆会の合奏やらミュージカルの教室。

それから毎週木曜日の午後二時間は、カフェ（カヘ）スペースとして地域の人に自由に来てもらえるように開放しようと思って。同時に「暮らしの保健室」も開くようにしています。

それから、そば打ち講座、園芸も寄せ植え・盛り花講座、脳トレ運動講座、味噌・甘酒作り講座も予定しとって、その間に法律相談やたんがくコンサート、バザーを開く予定ですよ。にぎやかでしょ。

そう？　ここそげん広かった？　ああ、屋祓いの時でしたかね、最初に来られたとは。地震の前でしたね。まだ、何にも入っとらんかったからですね。自動ピアノが入ったり、壁の本棚が埋ったり、絵が

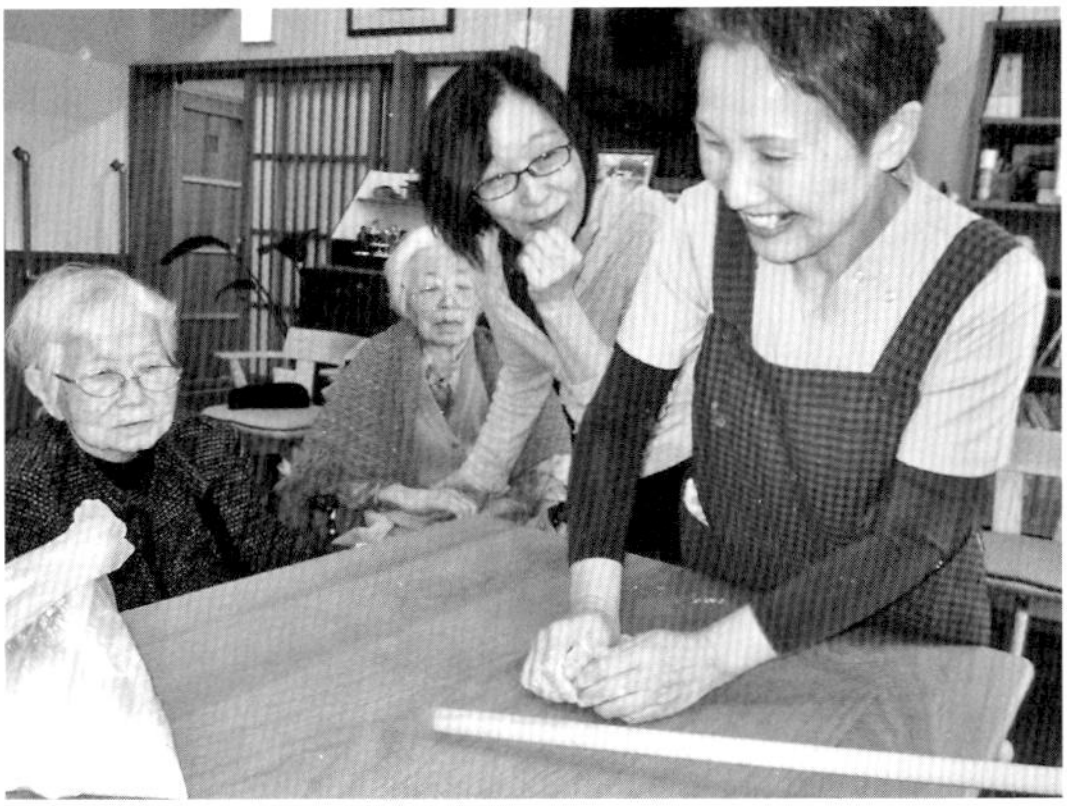

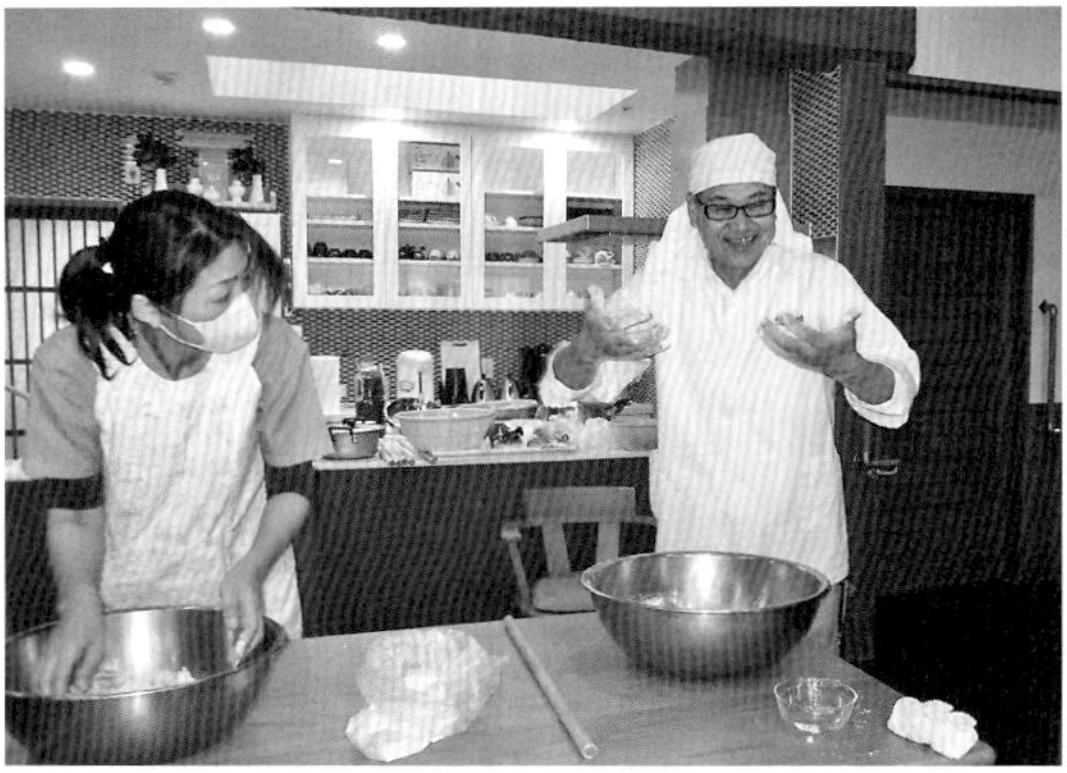

たんがく楽館のそば打ち講座

かかっとったりすると、そげんだだっ広い感じはなかでしょ。みんな、地域の皆さんからのいただきものですよ。人の思いや体温が加わって、空間がやわらかくなるとでしょうね。

　この机や椅子はランテックさんからいただいた寄付金で揃えたもので、全部で五卓。二、三十人くらいの講座が開けるでしょ。

　私は、ここを地域の人たちの、「もう一つの居場所」にしてほしいと思ってる。ちょっとお出かけできる「もう一つの居場所」。自分たちが住む町に、いつも気軽に出かけることができて、そこで自分の町に住む人たちと会える。たんがくの家の利用者さんも混ざって、「あらあ、このごろお顔ば見らんと思うとったら、ここにおらっしゃったとですか。いやあ、病気しとらっしゃるようには見えん」、「元気にしとって。また、来週もここに来るけん」って。

　そうしたら、「たんがくの家」に住んでいていつも外との交流ができるし、自分の町から離れて生きている気がせんでしょう。

「ばんこの会」

先日ね、トヨタ財団の「そだてる助成」に「たんがく楽館」プロジェクト推進目的で応募したとですよ。ハードルがかなり高いとですけど、私は前にもここの助成金をいただいたことがあるんですよ。そのときは、地域社会プログラムの助成で、全国から九七一件応募してきた中で、見事勝ち取ったとですよ。そのとき採択されたとは、うちを含めて三十七件だったって。

プロジェクトは「応援するばい！　あなたの命、わたしの命―在宅ホスピス事業を通じて支え合うコミュニティづくり」という名前にして、その助成金で「ばんこの会」をつくったんですよ。

「ばんこ」って知らん……よねぇ。「ばんこ」ってポルトガル語らしいですよ。簡単に言えば、縁台になるとかな。家の前や路地に、畳一畳分もないくらいの台をおいて、ご近所さんとそこに座っておしゃべりしたり、夕涼みをしたり、昔はそこでお年寄りが、小さい子が遊ぶのを見守りながらひと休みしたりしよったとですよ。

そうね、井戸端会議に似とるかな。でも、井戸端会議は主婦が井戸の周りに集まって、洗濯したり、野菜を洗ったり、米をといだりしながら、かしましくおしゃべりする。うわさ話したりね、日常生活の知恵とか情報交換するところのことと思うけど、ばんこはひと休みする場所で、隣に座った人となんとのうおしゃべりをする場所なんですよ。「今日は暑かったな」とか「あんた、もう風邪は治ったな？」

とか。小さなコミュニケーションの場なんですよ。縁側ほど個人的じゃなく、どちらかと言えば公共性がありますよ。何か特別の場所じゃない。でも、ばんこがあることで、そこに座ってくつろぎながら、互いの存在を認め合うとですよ。そんな場所を、「ばんこ」にイメージしたんですよ。

そのときは、たんがくの家を開いて間もないころでしたからね、地域の人たちに知ってもらうことが大事だった。だから、「ばんこの会」を中心にいろんなことをやりましたよ。

「母屋」の隣りの土地を耕して季節の野菜作りでしょ。じゃがいもや大根や人参、それを収穫してダゴ汁の会、じゃがいもを食す会。それから、今もやっているけど味噌作りの会、美婆会のミュージカルでしょ。パソコン教室も開きましたよ。そこで自分史づくりもした。

目的は、自分たちの地域の中に「たんがくの家」があることを知ってもらって、身近にある看取りの場を疎外しないで、自然なこととして受けとめていただくこと。たんがくの家の入居者やそのご家族との交流を図ること。そしてその中で、お互いにできることを見つけあおうという活動。今度「学びの館たんがく楽館」を地域交流のためにつくったのはその延長、発展形ですよ。

福祉循環型社会

有償ボランティア

「学びの館　たんがく楽館」は一般的に言えば地域交流室ですよ。だから、もう一歩進んで、今回はたんがくの家だけじゃなくて、「たんがく村」の構想を明確に打ち出したとですよ。それが福祉循環型社会をつくること。具体的には、有償ボランティアと「地域活動協賛金」の創設。ようわからん？

今回、応募したトヨタ財団の「そだてる助成」に書いた文章を見せましょうね。企画題目、テーマはね、「あんたがおって良かった！　ここで生きるを頑張る街づくり」にしたとですよ。よかでしょ？


【企画概要】

この地域の方々がなじみの地域で、なじみの皆さんと安寧に今までの生活の延長ができ、「ここで年が取れる」、「あんたがおってよかった」との思いを地域資源と位置づけ、地域の方々のさまざまな「ここで、生きる」を応援する活動の一環として、ボランティア活動による「学びの館　たんがく楽館」を開設する。

ボランティア活動を有償化することにより、活動への責任と自負、そして活動に弾みをつけ楽しみにしていただく。また、有償化の原資は、地元企業の地域貢献事業として、この活動への「地域活動協賛金」を募集している。

ボランティアはその活動で得た報酬で、応援いただいた企業のサービスや商品を購買してもらえるかもしれない！　つまり、企業の社会貢献の志が、住み続けることができる地域を作りたいと願う人々を支え、福祉の循環型取り組みを目指す。

一方、地域では、「もう一つお出かけできる場所」ができ、そこには地域の方々にとって、暮らしに必要な魅力的な取り組みがあり、ホームホスピス入居の方と生きることを励まし合う場があり、いろんな活動を通し、地域に「向こう三軒両隣の文化」、「看取りの文化」、「寄付の文化」を成就することに寄与したい。

たんがく楽館には地域のボランティアの方にいっぱい来ていただきたい。お茶を出したり、庭づくりをしたり、お話し相手になったり、本を読んで差し上げたり、できることはいっぱいですよ。でも、それをボランティアだからといって無償にしたくない。そして、ボランティアだからといって、気ままに、気分が乗ったときだけ手伝いにくるようなことはしてほしくないんですよ。責任と自負ですよ。

「タダで手伝う」ではなかなか続かんですよ。それが例えば千円でも二千円でも対価として支払えば、うれしいじゃないですか。ボランティアの皆さんは、生活のために来よらっしゃるとじゃない。他者《ひと》のお役に立ちたいという善意であったり、時間を有益に使いたいと考えておられたり、交流の時間、出会いの場にしたいと思っておられたり、目的はそれぞれあると思いますよ。

でも、そこで何がしかのお金をお支払いすれば、責任感はぐんと増すと思う。そして、お小遣い程度のお金でも、皆さんに元気に活動できたと喜んでもらいたい。

前から欲しいと思っとったスカーフを買おうとか、孫に小遣いを渡してやろうとか、デパートの地下で美味しいもんをお父さんに買って帰ろうとか、それが地域にあるお店やったら、その地域もちょっとでも潤うやないですか。その原資を企業にお願いしたいと思ったんですよ。

地域活動協賛金

それで「地域活動協賛金」を考えついた。ボランティアさんは消費者ですよ。彼らの購買欲が高まることは、地元企業にとってもいいことでしょ？　もちろん、受益者であるたんがくの住人の生活も豊かになる。それが私が考える「福祉循環型社会」。「三方よし」ですよ。

それだけじゃない。企業の社会貢献先として、たんがく楽館はちょうどいいと思う。そこでいろんなことを計画してますよ。どれも地域が元気になることばかり。互いの存在を認め合い、いのちを愛おしみ合う、「ここで生きる」を応援する内容。目に見える活動だから、いい写真をいっぱい撮って、「ここを応援してます」とか「こんな社会を目指しています」とか紹介することができる。お年寄りばかりじゃない。若い人やちびっ子たちも来るようになりますから、生き生きとした写真が撮れると思う。

うちのホームページは全国ホームホスピス協会や日本財団などいろんなところとリンクしてるから、たくさんの人に社会貢献している企業として名前を覚えてもらえますよ。

それから、寄付していただいた企業の新人研修の場にしてもらえますよ。今から先、お年寄りと上手に接することを覚えとかんと、どんな仕事もできんですよ。認知症のこともちろん知っとかないかんと思う。そしたらうちに一番いいですよ。お年寄りと日常的に接することができるとですけんね。

寄付の文化

日本はね、寄付の文化があまりに育ってないんですよ。税制の違いとか宗教観の違いとかあるとでしょうけどね。欧米には、寄付、ドネーションの文化が根付いていますよ。

この秋、マギーズ東京ができたの知ってる？

ホームページには、「がんになった人とその家族や友人がとまどい孤独なとき、自分自身の力を取り戻すための場」とあるけど、マギー・ケズウィックという女性ががんと闘うなかで、自分を取り戻すための場の必要性を強く訴えて構想されたそうですよ。正式名はマギーズキャンサーケアリングセンター。そういう場所を、病院の外につくったことが画期的な試みで、英国のエジンバラからはじまって、本国に今十六カ所、香港にもあるんだそうです。マギーさんの夫が著名な建築家だったこともあり、どこも「場」の持つ力を最大限に生かすすばらしい建物だそうですよ。

そしてね、英国では、がん専門看護師や臨床心理士、福祉士などの専門家によって運営され、それにかかる運営費は、チャリティーイベントや寄付など地域社会からの支援によってすべて賄われているんだそうです。寄付の文化が支えているんですよ。

秋山正子さんが日本にも是非つくりたいと思われ、がん体験者の鈴木美穂さんと一緒に熱心に取り組まれるなかでたくさんの支援者を得て、そして全国からたくさんの寄付をいただいて、大願成就ですよ。

秋山さん、知っとられるでしょ？　東京・新宿区で訪問看護師をしておられ、「暮らしの保健室」を最初に開かれたすばらしい方、ホームホスピスを当初から応援していただいているんですよ。

私は、企業の使命、そして、そこからの寄付のありがたさをランテックさんに教えていただいた。ランテックさんは、この土地を譲ってくださっただけでなく、本家棟を建てる時にいろいろと応援してくださったでしょ。社会に役立つこと、地域に役立つことと思われたら、本当に応援してくださるんですよ。物心両面で助けてくださる。

私は、日本財団とか勇美財団とか、トヨタ財団とか一部の助成団体しか知らなかったんだけど、寄付という形で応援してくださる企業があるんだなあって思って。うれしいし、もっとがんばろうと思いますものね。それは、企業側にとってはイメージアップにつながるんですよ。

地域を耕す

ホームホスピスで私たちがよく使う「地域を耕す」という言葉があるんですよ。ホームホスピスをつくりたいと相談に来られる方には、「まず、自分たちの土地を耕してください」って言うとですよ。

私はなぜか土いじりが好きなんです。「母屋」を最初に開いた時も、隣の土地を借りて耕していろいろと野菜を育てた。草むしりをして、水やりをして、丁寧に育てた結果の収穫は本当に充実感がありますよ。それをご近所に配ったり、だご汁にしてみんなで食べたり、味噌を作ったりしてね。

ホームホスピスは「生えてきた」と表現されるように、地域に生えてきた草ですよ。タンポポかもしれんし、スミレかもしれん。もしかしたらカボチャやナスかもしれん。温室栽培のバラとかランじゃないですよ。その地域の土や水、風土にあった植物ですよ。それに水をやり、肥料をやって大切に育てていったら、うれしい収穫をもたらす。それをみんなで分けあって喜び合う。

「地域を耕す」ってそげなことじゃないでしょうかね。

私はたんがくという種をここに植えて、丁寧に育てていきたい。そのためには、豊かな土壌になるごと、この地域を耕していきたい。そして、みんなで収穫を喜び合いたいと思ってます。

それが、「あー、あんたがおってよかった」って、互いの存在を認め合い、「ここで生きる」喜びにつながると思っているんですよ。

＊　＊

ちょっとうれしくて、電話ばしよります。昨日、うちは「お向かい」の棟上げをしたとですよ。

そう、早かでしょ。「母屋」の皆さんに窮屈な思いばさせせんごと、早う移っていただきたくて一年、前倒しで建てることになったんですよ。

そうしたらね、昨晩、本家のお年寄りが夜勤のスタッフに、「一夜城のごとして建ててから。最近の若いもんは礼儀ば知らん。向かいに家ば建てるとに、挨拶にも来ん」と憤慨されとったそうですよ。

私はそれを聞いて、うれしくてですねえ。今朝、朝礼でみんなにその話をしたんですよ。

お年寄りは、ここが自分たちの「家」だと思っておられるから、そう言われたとですよ。施設に入居しとると思っておられたら、そげなことは言いませんもんね。ここは、自分の「家」なんですよ。

今、紅白の饅頭を買いに行きよります。そして、それを持って「すみまっせん。気のつかんことでした。ご無礼ば許してください」って挨拶に行こうと思って。うれしかったですねえ。

あとがき

久留米市上津にたんがくの家を開いて六年が経ちました。築七十年の民家を改修し、「母屋」を開いた時に本当に嬉しかったことがつい先日のことのように思い出されます。

久留米市役所を早期退職し、看護の集大成として背水の陣で臨んだホームホスピスの開設は、私の地域ケアの実践を具現化するものでした。看護学校で学んだこと、京都・堀川病院で学んだこと、故郷に帰り、御井郡北野町の保健師として学んだことを、ここで実践していく。そんな思いでいっぱいでした。

開設にあたって、本書で紹介した恩人のことは忘れません。また、たんがく創設の「母屋」に入居していただき、悲喜こもごもをともにしてくださった今は亡きお一人お一人が、多くのことを教えてくださいました。ありがとうございます。

その「母屋」を、この春の熊本を中心とした地震で失ったことは、天災という理由があったにせよ、とても残念なことでした。「母屋」はこれからも、ホームホスピスたんがくの家のレジェンドです。

そして今、たんがく村構想に一歩、一歩、歩み始めています。

一昨年の、看護小規模多機能型居宅介護事業所「上村座」、昨年建てたホームホスピス「たんがくの家　お隣」に続いて、今年の春にはホームホスピス「たんがくの家　本家」を建てました。

「母屋」を開いた時、まさかこのような展開を見るとは想像もしていませんでした。その経緯は本書の中に書いていますが、もう一つの理由は、久留米には病院が多く、たんがくが医療ニーズが高い方から優先的に入居していただくようにしていたからだと思います。病院から退院されて落ち着く場所を探して困っておられる方からの希望が多く、また、病院からの依頼も増えてきて、それにお応えしたいという思いから、たんがくの事業は少しずつ大きくなっていきました。

でも、もしこのような展開をしていなかったら、この春の地震で「母屋」が実質上使えなくなった時に、入居者の皆さんに今以上に多大なご迷惑をおかけしたでしょうし、もしかしたら、地震とともにたんがくの夢も潰れていたかもしれません。

本家棟には、大きな地域交流室を併設し、「学びの館　たんがく楽館」と名付けました。地域との関係性は、たんがくが当初から最も大切にしてきたことです。

ホームホスピスは「看取りの家」です。地域に偏見を持たれてはそこにあり続けることはできません。「あそこは人が死なっしゃるところげな」、「病気の人が入るところやけん、ばい菌とかあるかもしれん」。そんなふうに疎まれる「家」であっては、ホームホスピスは成立しません。ホームホスピスは、「看取りのときまでともに生きる家」であり、「最期まで生き抜いていただく家」なのです。地域との良好な関係は、ホームホスピスの必須条件です。

「上村座」についてご説明を公民館でした時、参加者のご婦人から「ああ、ここで安心して歳がとれる」と言っていただいたことは、何よりの励ましです。

それから、もう一つ。

たんがくの理念にもありますが、よく「その人らしさを大切にする」と言います。でも、「その人らしさ」とは、どういうことでしょう。

実際、私たちが出会う利用者の方々は今のお顔でしかありません。とくに高齢者は、最期の時をたんがくで迎える方がほとんどです。ゆっくりとした日々の暮らしの中で、その方が見せてくださる素顔に私たちは「その人らしさ」を見ています。でも、その後ろには、その方をかたちづくってきた五十年、六十年、それ以上の歴史があります。生活の歴史があると思うのです。

「年金は、あそこの郵便局にもらいに行きよる」、「公民館の横の広場でゲートボールばしよった」、「あそこの魚屋さんの魚は生きがよかばい」、「あそこのクリーニング屋さんはえらい親切ばい」そうした日常的な関わりが、今のその人の人となりをつくってきたと思うのです。

言い換えれば、その方の地域との関わりが、「その人らしさ」を知る手がかりです。であるからこそ、地域の方にお手伝いしてもらわないと、「その人らしさ」を最後まで大切にするケアを実践することはできないのです。

「たんがく楽館」は、そのような思いでつくった地域の方との交流の場です。暖かな交流と創造性をもった場にしていきたいと考えています。

たんがく村に今、「お隣」と「本家」が建っています。地震のせいで、急遽引っ越してきていただいた「母屋」の住民が手狭な思いをされているので、予定よりも早く「お向かい」を建てることになりました。その次に建てようと思っているのは「新屋」（分家）です。ヘンテコなネーミングと思われるかもしれません。これは、「向こう三軒両隣」の発想です。ちょっと煩わしいけれど、暮らしの中に溶け込んだ他者、いつもどこかで互いのことを気にかけている、そんな「お節介の文化」を取り戻したいと考えています。ひと昔前まで、日本のどこにもあった「文化」です。大きな災害を通して、私たちは改めてその大切さを学びました。

たんがくは地域づくりを目指してきました。

その中に、「向こう三軒両隣」の「お節介の文化」があります。そこに「『三方よしの文化』が入ってきます。それについては、本書の中で「福祉循環型社会」としてご紹介しましたが、寄付の文化です。収益事業ではないホームホスピスですから、寄付していただいたお金や物は地域活動に還元され、それが肥やしとなって地域全体を豊かにし、寄付した企業に還っていきます。三方よしです。

そして最後に「看取りの文化」。地域づくりとともに、全国ホームホスピス協会の理念です。

私は、「看取り」を臨終の時だけを指して言うとは考えていません。ゆっくりと下っていく坂道をともに歩みながら、最後の時を迎える。そこにある看取りは、遺された人々に多くのメッセージを与えてくれます。時空を超えたメッセージです。ホームホスピス「たんがくの家」で、出会った人、お別れした人、そしてそのご家族や友人がそれを教えてくれました。

本書は、日々の忙しさの中でなかなか筆が進まない私に代わって、木星舎の古野たづ子さんに聞き書きをしてもらい、私の久留米弁丸出しの生の声を丁寧に拾っていただきました。ありがとうございます。

本書を出すことができたのは、私のたんがくにかける夢を共有して、たんがくの理念を体現して日々ケアに専念し、精進してくれる弓削田統括始め介護・看護のスタッフがいてくれるお陰だと思っています。みんなに心から感謝いたします。

そして、最初にたんがくの家「母屋」を貸してくださった中村ヒサエさん、物心ともに支えてくださっている中村益子さんはじめ地域の方々、支援者の方々に衷心よりお礼を申し上げます。本当にありがとうございます。どうぞこれからも、たんがくをよろしくお願いいたします。

本書の終わりに、何よりたんがくの利用者の方、ご家族の方にお礼を申し上げなければなりません。皆様に学んだ多くのことを、これからの道標、糧としていきたいと思います。ありがとうございました。

二〇一六年十一月

樋口　千恵子

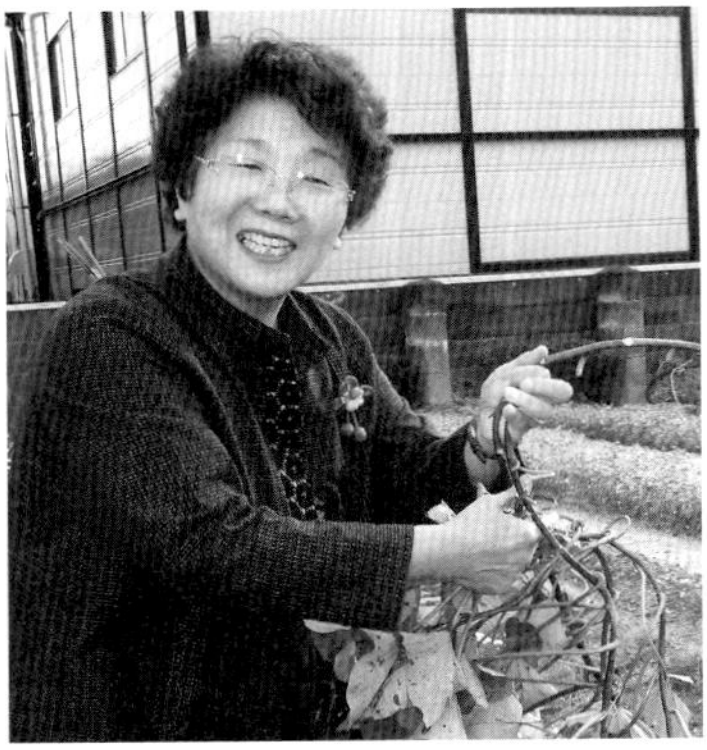

樋口　千恵子（Higuchi Chieko）
久留米市生まれ。昭和大学医学部付属高等看護学校（現：昭和大学保健医療学科）で看護を学び、神奈川県立看護教育大学校で保健師の資格を取得。京都・堀川病院に 3 年間勤務の後、福岡県御井郡北野町、合併後の久留米市の保健師として 30 年勤務。
2011 年ホームホスピス「たんがくの家」開設。2013 年複合型サービス「上村座」開設。2015 年「たんがくの家　お隣」、2016 年「たんがくの家　本家」（「学びの館たんがく楽館」を併設）を開設。
2016 年、第 15 回福岡県男女共同参画女性の先駆的活動部門受賞。

地域を耕す
ホームホスピス　たんがくの夢

2016 年 12 月 3 日　第 1 刷発行
著　者　樋口　千恵子

発行所　図書出版木星舎
発行者　古野たづ子
〒 814-0002　福岡市早良区西新 7 丁目 1-58-207
TEL 092-833-7140　FAX 092-833-7141
印刷・製本　大同印刷株式会社
ISBN978-4-901483-90-2 C0036